Dennis Göbel

Qualitätsmanagement im Krankenhaus

Springer
Berlin
Heidelberg
New York
Barcelona
Hongkong
London
Mailand
Paris
Santa Clara
Singapur
Tokio

Dennis Göbel

Qualitätsmanagement im Krankenhaus

Krankenhäuser unter Reformdruck

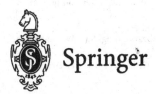 Springer

Dr. Dennis Göbel
Facharzt für Sportmedizin
Am Dalberger 21

55296 Gau-Bischofsheim

ISBN-13:978-540-65243-4   e-ISBN-13:978-3-642-60054-8
DOI: 10.1007/978-3-642-60054-8

Springer-Verlag Berlin Heidelberg New York
Die Deutsche Bibliothek – CIP-Einheitsaufnahme
Göbel, Dennis: Qualitätsmanagement im Krankenhaus. Krankenhäuser unter
Reformdruck / Dennis Göbel. - Berlin ; Heidelberg ; New York ; Barcelona ;
London ; Mailand ; Paris ; Santa Clara ; Singapur ; Tokio : Springer, 1999
ISBN-13:978-540-65243-4   e-ISBN-13:978-3-642-60054-8

Die Wiedergabe von Gebrauchsnamen, Handelsnamen, Warenbezeichnungen
usw. in diesem Werk berechtigt auch ohne besondere Kennzeichnung nicht zu
der Annahme, daß solche Namen im Sinne der Warenzeichen- und Marken-
schutz-Gesetzgebung als frei zu betrachten wären und daher von jedermann
benutzt werden dürften.

Umschlaggestaltung: Design & Production, Heidelberg
Satz: CameraReady-Vorlage vom Autor, Nachbearbeitung: RTS, Wiesenbach b.
Heidelberg

SPIN 10697859   23/3134 - 5 4 3 2 1 0   Gedruckt auf säurefreiem Papier

Danksagung

Ich danke allen die mich bei der Realisierung des vorliegenden Werkes so zahlreich unterstützt haben. Besonderen Dank gilt dabei Herrn Dr. med. H. J. Brecher (Chefarzt der Abteilung für Anästhesiologie und Intensivmedizin, St. Vincenz- u. Elisabeth-Hospital Mainz) der mit zahlreichen Anregungen und seinem unermüdlichen Engagement wesentlich zum Gelingen beigetragen hat. Seine Fachkompetenz und seine vorbildliche Einstellung zum Qualitätsgedanken, verbunden mit dem Willen zur permanenten Verbesserung (Kaizen), machten dieses Projekt erst möglich.

Meiner Familie möchte ich für ihr Verständnis und ihre zahlreichen Aufmunterungen danken.

Vorwort

Den deutschen Krankenhäusern stehen harte Zeiten ins Haus. Niemals zuvor standen Ärzte und Krankenhäuser derart im Kreuzfeuer der Kritik. Der Vorwurf von Seiten der Öffentlichkeit als auch von Krankenkassen und des Gesetzgebers lauten auf Intransparenz, mangelnde Wirtschaftlichkeit und Selbstbedienungsmentalität. Angesichts drohender Beitragssatzanhebungen der Krankenkassen auf der einen Seite und kontinuierlich steigenden Ausgaben im stationären Sektor auf der anderen Seite, werden die Forderungen nach Reformen stetig drängender. Es müssen im Interesse aller Beteiligten Mittel und Methoden gefunden werden mit deren Hilfe die Wirtschaftlichkeit, Effizienz und letztendlich auch die Transparenz, das heißt die Vergleichbarkeit, im Gesundheitswesen nachhaltig gewährleistet werden kann. Sollte dies nicht gelingen, wird das Gesundheitssystem in seiner jetzigen Form nicht mehr finanzierbar sein.

Die Lage insgesamt ist kritisch. Nichtsdestotrotz sollte sie aber als Chance und Herausforderung gesehen werden, die dazu beiträgt den Markt von sogenannten Mitläufern und „Schönwetterkapitänen" zu befreien. Gefragt sind Ideenreichtum, neue Managementmethoden und die Bereitschaft sich von althergebrachten und teilweise verkrusteten Strukturen und Methoden zu befreien. Jegliches Zögern wird die Situation nur verschlimmern.

Lösungsansätze für dieses Dilemma gibt es zu Hauf. Das Problem ist nur, daß die an die verschiedenen Reformmaßnahmen geknüpften Erwartungen zumeist unrealistisch überzogen sind. Kurzfristige Verbesserungen bzw. Einsparmaßnahmen basieren auf opportunistischen Vorstellungen und sind nicht von Dauer. Es muß allgemein ein Sinneswandel stattfinden. Die Industrie hat diese Entwicklung, angesichts der globalen Konkurrenzsituation, bereits vor Jahren vollzogen. Aufbau, Implementierung und Zertifizierung von Qualitätsmanagementsystemen (QM-Systemen) nach DIN EN ISO 9000ff zählen schon fast zur Selbstverständlichkeit.

Die Ignoranz und Arroganz vieler Entscheidungsträger und die damit verbundene fehlende grundlegende Einsicht in die Notwendigkeit neuer Managementsysteme ist geradezu bezeichnend für die Reformstarre im Gesundheitswesen. Man konzentriert sich lieber auf das Tagesgeschäft und setzt sich mit strategischen Fragestellungen vergleichsweise wenig auseinander. Hinzu kommt, daß viele Krankenhäuser weder über eine ausreichende Kapital- und Personalausstattung, noch über das erforderliche Know-how zur Umsetzung neuer Methoden verfügen. Entscheidet sich ein Krankenhaus dennoch für die Einrichtung eines QM-Systems, erfolgt dies oft nur auf Druck von Seiten der Kostenträger und der Patienten.

Solche Ausgangssituationen stellen, sowohl an das Management, als auch an externe Berater, hohe Anforderungen. Zum einen müssen die erforderlichen, hausinternen Kenntnisse und Ressourcen aufgebaut, zum anderen die Widerstände beim Personal als auch in den eigenen Reihen, durch erhebliche Überzeugungsarbeit, beseitigt werden. Hierzu möchte das vorliegende Werk einige Hilfestellungen leisten.

Im ersten Teil des vorliegenden Buches werden neben einer allgemeinen Einführung zum Thema Qualitätsmanagement, insbesondere drei zentrale Fragestellungen diskutiert:

- Welche organisatorischen und personellen Gestaltungsmaßnahmen sind erforderlich um die Ziele eines umfassenden Qualitätsmanagements (UMS) zu realisieren ?
- Welche typischen branchen- und krankenhausspezifischen Probleme treten auf und welche Widersprüche bzw. Barrieren verhindern eine Neuorientierung in Richtung Kosten- und Qualitätsmanagement?
- Welche Ansatzpunkte, Vorgehensweisen, handlungsleitenden Empfehlungen eignen sich, um diese zu überwinden ?

Im zweiten Teil werden ausgewählte Managementtechniken und -werkzeuge dargestellt. Dies sind erprobte Verfahrensweisen, die ihre Tauglichkeit in der (Dienst-leistungs-)Praxis bereits nachgewiesen haben und in zunehmendem Maße Verwendung finden. Jedes Werkzeug wird leicht verständlich erklärt und anhand eines Beispiels dargelegt, so daß ein schneller Einstieg in die Methodik ermöglicht wird.

Der dritte Teil konzentriert sich auf die Auslegung und Interpretation der Normen DIN EN ISO 9001/2/3. Hierzu werden die einzelnen Elemente inhaltlich erörtert, mit praktischen Beispielen unterlegt und typische Schwachstellen aufgezeigt.

Inhalt

I. Die deutschen Krankenhäuser stehen unter wachsendem Reformdruck

Das Gesundheitswesen in der Bundesrepublik Deutschland war während der letzten Jahre enormen Veränderungen unterworfen. Die seit den 90er Jahren bestehende Dauerkrise legt offen, daß die historischen Strukturen und Dienstleistungsprozesse in den seltensten Fällen den Anforderungen des Marktes gerecht werden. Festgefügte, unbewegliche und teilweise zentralistische Organisationskonzepte verhindern ein adäquates Reagieren auf die Anforderungen von Markt und Wettbewerb.

Zahlreiche in den letzten Jahren geänderte gesetzliche Bestimmungen (Krankenhausfinanzierungsgesetz, Bundespflegesatzverordnung) verpflichten zudem Krankenkassen und Leistungsanbieter, Modelle für eine sozialverträgliche Leistungsrationierung zu entwickeln und damit verbunden, den Grundsatz der Beitragsstabilität zu beachten. Hintergrund dieser Vorgaben vom Gesetzgeber sind Spekulationen über verborgene Wirtschaftlichkeitsreserven in der medizinischen Versorgung.

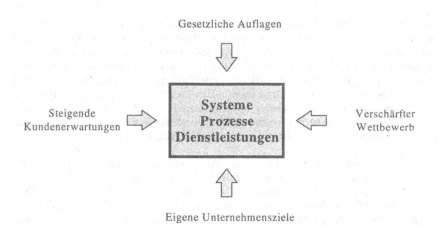

Abb. 1: Ursachen für steigende Qualitätsforderungen

Im Hinblick auf die Budgetierung der Ausgaben für die medizinische Versorgung müssen sich insbesondere Praxen und Krankenhäuser Gedanken über die weitere Entwicklung ihrer Qualitäts- und Kostenkennziffern machen. In Zukunft werden sich die Art, Umfang, Struktur und Qualität der Leistungen im Krankenhaus oder der Praxis den Gesichtspunkten von Wirtschaftlichkeit und Rentabilität unterordnen müssen.

Qualität läßt sich nicht einfach herbeireden...

Vielen Führungskräften im Gesundheitswesen ist oder wird bewußt, daß für die zukunfts-
orientierte Entwicklung des Unternehmens Krankenhaus die patientenzentrierte Ausrichtung ihrer Dienstleistungen von entscheidender strategischer Bedeutung ist; auch
wenn Kostenträger und Patienten eine solche Strategie zur Zeit noch nicht - oder nur in
geringem Umfang - honorieren.

Ist die Bedeutung des Qualitätsmanagements erkannt, muß sich das unternehmerische
Denken und Handeln verändern. Qualitätsmanagement bedeutet schon jetzt - und erst
Recht in Zukunft - Ressourcen- und Kostenmanagement. Für die erfolgreiche Umsetzung
eines solchen Systems bedarf es verschiedenster Techniken, die auf die jeweilige Unter-
nehmensstruktur, das vorhandene Managementsystem und die krankenhaus- und fach-
spezifischen Problemstellungen zugeschnitten sind. Patentlösungen hierzu existieren nicht
und würden dem Qualitätsgedanken zuwider laufen. Statt dessen sind Kreativität und der
Wille zur Neugestaltung gefordert.

> Die Prozesse zu kennen, heißt die Kosten in den Griff zu bekommen, um gesi-
> cherte Entscheidungen treffen zu können. Es ist nicht mehr ausreichend, nur
> die richtigen Dinge zu tun, um in Zukunft zu bestehen, sondern es ist erfor-
> derlich, die richtigen Dinge auch richtig zu tun.

Um diesem Wettbewerb der Zukunft begegnen zu können, bedarf es eines ganzheitlichen
Ansatzes zur dauerhaften Verbesserung der Dienstleistungsprozesse. Die Konzentration
auf ermittelte Kernkompetenzen und primäre strategische Zukunftsziele ist wichtige Voraussetzung, um Fehler durch willkürliches Kostensparen und veraltete Managementmethoden zu vermeiden. Ein methodisches und systematisches Qualitätsmanagement befähigt das Unternehmen oder die Organisation, den vielfältigen Herausforderungen und
schnellen Veränderungen des Umfeldes, in dem sie operieren, aktiv zu begegnen. Außer-
dem kann damit der wachsende wirtschaftliche Druck kompensiert und dennoch eine
umfassende und adäquate Patientenversorgung gewährleistet werden.

Bisher haben nur wenige Krankenhäuser und Arztpraxen das Qualitätsmanagement für
sich als Führungs- und Managementaufgabe definiert. Qualitätssicherung zu betreiben, ist
mittlerweile Aufgabe für jeden Mitarbeiter, allen voran die Ärzteschaft, die dies als selbst-
verständlichen Teil ihrer Berufsausübung versteht und nachhaltig verfolgt. Allerdings, so
bestätigen zahlreiche Untersuchungen (Bundesministerium für Gesundheit:
„Bestandsaufnahme über die Maßnahmen der medizinischen Qualitätssicherung in der
Bundesrepublik Deutschland"), haben diese Maßnahmen der Qualitätssicherung eher un-
systematischen Charakter. Es existieren weder organisatorische noch methodische Voraussetzungen für eine ergebnisorientierte Evaluation qualitätssichernder Maßnahmen.
Hinzu kommt, daß diese Aktivitäten, von einzelnen Berufsgruppen initiiert, sich auf die
jeweiligen Fachbereiche beschränken und zudem nur lose in die jeweiligen Strukturen der
Krankenhäuser eingebunden werden.

Der Qualitätsgedanke wird zur Unternehmensphilosophie

Bei tiefgreifenden Organisationsveränderungen sind typische Hindernisse zu überwinden,
die vorrangig im menschlichen Bereich liegen. Zahlreiche begriffliche und inhaltliche
Mißverständnisse zum Thema Qualität und Qualitätsmanagement und eine allgemeine
kritische Haltung gegenüber „neuen Managementmethoden" verhinderten lange Zeit die
Umsetzung in die Praxis. Zudem bereitet es einige Schwierigkeiten, die ursprünglich indu-

striellen Qualitätssicherungskonzepte auf den Bereich des Gesundheitswesens zu übertragen.

Gerade diese Störfaktoren können, bei nicht ausreichender Berücksichtigung, das angestrebte Ergebnis des Projektes Qualitätsmanagement entscheidend beeinträchtigen. Um dies zu verhindern, bedarf es eines ganzheitlichen Konzeptes mit eindeutiger unternehmensspezifischer Zielsetzung, in Verbindung mit einem konsequenten Projektablauf unter Einbeziehung aller Mitarbeiter. Der Rahmen für die Umsetzung ist durch verschiedene Regelwerke (DIN EN ISO 9000ff) vorgegeben und wird im Weiteren noch detailliert erläutert.

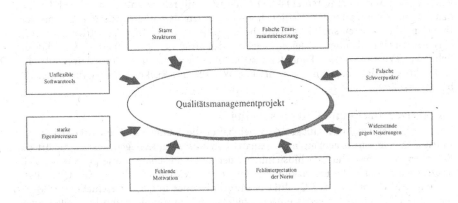

Abb. 2: Störfaktoren bei der Umsetzung eines Qualitätsmanagementprojektes

Die Einführung eines Qualitätsmanagementsystems beinhaltet die Erfassung und Schematisierung der gesamten innerbetrieblichen Aufbau- und Ablauforganisation, verbunden mit der Aufforderung, vorhandene Schwachstellen innerhalb der Organisation zu beseitigen. Ziel dabei ist eine Minimierung des Ressourceneinsatzes unter Steigerung der Ressourceneffizienz, um letztendlich eine nachhaltige Kostenreduzierung bei gleichbleibender Qualität zu erreichen. Da ein sinnvoll aufgebautes Qualitätsmanagementsystem alle Krankenhausbereiche einbezieht, entstehen neue Problemlösungsmodelle, die helfen, die Schwachstellen zu beseitigen und zielgerichtet die Sicherung und Verbesserung der Versorgungsqualität zu gewährleisten.

Qualitätsmanagement ist vor allem eine Denkweise. Diese ist auf qualifizierte Prozesse und Zufriedenheit der Patienten, d.h. auf Fehlervermeidung ausgerichtet. Reklamationen, Gewährleistungsansprüche, Haftungsfälle, Nacharbeit und Ausschuß sollen damit vermieden werden. Nicht die Qualität kostet - was Kosten verursacht, sind die Fehler.

Der Patient steht im Mittelpunkt
Das Qualitätsmanagement stellt das eigentliche Leistungsgeschehen in den Mittelpunkt der Organisation und identifiziert den Kunden/Patienten als Empfänger der Leistung. Dabei wird insbesondere betont, daß die Prozesse (Dienstleistungen) auf die Personengruppen ausgerichtet sein müssen, für die sie erbracht werden. Qualität darf nicht zum Lippenbekenntnis werden, sondern orientiert sich an den Fähigkeiten des Anbieters, den

wichtigsten Patientenwünschen gerecht zu werden. Diese Zielsetzung muß von allen Mitarbeitern verstanden und mitgetragen werden, so daß sie zum Zentrum aller therapeutischen und pflegerischen Bemühungen wird. Qualitätssicherung wird dadurch zur vertrauensbildenden, interkollegialen, bereichsübergreifenden und kommunikationsfördernden Maßnahme.

Was ist Qualität?

Grundlegende Voraussetzungen für die Betrachtung des Qualitätsmanagements sind allgemeine Begriffsbestimmungen in Form von Normen, Standards, Leitlinien oder Konsensformulierungen. Qualität bedeutet in erster Linie eine Orientierung der eigenen Dienstleistung an den durch den Patienten vorgegebenen, subjektiven Qualitätsmerkmalen („conformance to requirements"). Qualität ist somit relativ und wird anhand der Einhaltung von vereinbarten oder lediglich vorausgesetzten Qualitätsforderungen gemessen. In vielen Teilbereichen sind diese Vorgaben äußerst unscharf. Das „US Office of Technology Assessment" definiert Qualität daher als den Grad der Wahrscheinlichkeit, daß die Behandlung zu den von den Patienten gewünschten Resultaten führen wird und unter Berücksichtigung des aktuellen medizinischen Wissens das Risiko der unerwünschten Nebenwirkungen minimiert.

Struktur-, Prozeß- und Ergebnisqualität

Der Begriff des Qualitätsmanagements beinhaltet die Summe aller **qualitätssichernden** Aktivitäten, die einem geplanten, systematischen Ansatz unterliegen. Hierzu gehört das Erkennen von Abweichungen hinsichtlich einer systematische Analyse potentieller Fehlerursachen als auch die Entwicklung geeigneter Korrekturmaßnahmen. Die Qualitätssicherung geht davon aus, daß Qualität das Ergebnis eines Bündels verschiedenster Merkmale darstellt, von denen jedes einzelne möglichst früh definiert und beurteilt werden muß, um gute (prospektive) Ergebnisse gewährleisten zu können. Der Ansatz zur Beschreibung von Qualität basiert auf der Unterteilung in Struktur-, Prozeß- und Ergebnisqualität.

Mitarbeiterorientierter Strukturierungsansatz

Die Strukturqualität einer Organisation wird bestimmt durch ihren Aufbau, die zur Verfügung stehenden finanziellen Mittel, durch die Qualifikation ihrer Mitarbeiter und durch ihre bauliche und apparative Ausstattung. Essentielle Voraussetzung für die Umsetzung eines erfolgreichen Qualitätsmanagements sind, neben einer gezielten Organisation der Dienstleistungsprozesse, der Einsatz qualifizierter und motivierter Mitarbeiter. Insbesondere im Bereich der Mitarbeiterqualifikation besteht durch entsprechende Fort- und Weiterbildungsmaßnahmen die Möglichkeit, Kompetenz und Motivation auf Seiten der Mitarbeiter zu stärken. Letztendlich kann eine qualitativ hochwertige medizinische Versorgung nur durch eine gute strukturelle und personelle Ausgangsbasis gewährleistet werden.

Die Prozeßqualität resultiert aus Umfang und Ablauf der diagnostischen und therapeutischen Maßnahmen, welche sich am Stand der Wissenschaft und der Erfahrung des Anwenders orientieren. Um spezifische und individuelle Behandlungs- und Pflegeabläufe bewerten und nachvollziehbar gestalten zu können, ist es notwendig, verbindliche Standards oder Richtlinien zu erstellen. Ansonsten droht die Gefahr, daß aufgrund informeller Verfahrensregelungen die Ergebnisqualität vom Ausbildungsstand und den individuellen Erfahrungen des Personals abhängig wird.

Probleme ergeben sich durch die Änderung eingefahrener organisatorischer Regelungen. Abteilungsfunktionen und einzelne Stationen oder Funktionsbereiche sind Gebilde innerhalb eines nach den traditionellen Prinzipien der Arbeitsteilung strukturierten Prozeßablaufs. Durch die stetige Zunahme interner Arbeitsteilung und Spezialisierung sind über Jahrzehnte aus organisatorischen Abgrenzungen oft auch geistige und emotionale Barrieren im Krankenhaus entstanden. Im Schutz dieser Barrieren konnten sich in der Vergangenheit vielfach Bereichslogiken und Abteilungsegoismen herausbilden, die im Detail zu Erfolgen führten, im Ganzen aber das gemeinsame bereichsübergreifende Verständnis der Prozesse stark behinderten.

Qualitätsorientierte Reorganisationsmaßnahmen rufen insbesondere dann Widerstände und Blockaden hervor wenn durch die Veränderung betriebspolitischer Prozesse die Positionen und Interessen beteiligter Personen berührt werden. Gewachsene Kompetenzen, festgefügte Hierarchien oder eingespielte Routinen führen dazu, daß widersprüchliche Arbeitssituationen entstehen. Das Resultat ist das altbewährte „Durchwurschteln" mit der Konsequenz der Unsicherheit, Überforderung und Demotivation auf Seiten der Mitarbeiter.

Angesichts einer Vielzahl partikulärer Interessen innerhalb der gängigen Krankenhausstrukturen sind vorgefertigte Vorgehensschemata wenig „krankenhaustauglich". Es fehlt oftmals ein ausreichender Bezug zur herrschenden „Unternehmensrealität". Um so mehr ist es erforderlich, alle Beteiligten von der Notwendigkeit zu überzeugen, daß eine Fokussierung der (individuellen) Aktivitäten und Ressourcen zur Optimierung der Wertschöpfungsprozesse unumgänglich ist. Nur durch ein hohes Maß an Interessenparallelität der Beteiligten ist eine wirkungsvolle Reform des Gesamtsystems zu erreichen. Die Aktivitäten sollten weniger aus planwirtschaftlich fehlgeleitetem als aus recht verstandenem Eigeninteresse hervorgehen, damit letztendlich eine weitgehende Komplementarität aus Eigennutzen und Gesamtnutzen erreicht werden kann. Der damit angestrebte Optimierungsansatz der Dienstleistungs- und Geschäftsprozesse erfolgt somit ganzheitlich, also abteilungs- und bereichsübergreifend.

Die "Konsequenzen" des Qualitätsmanagements

Optimierung oder Wegfall von Schnittstellen (keine unproduktiven Aktivitäten)

Kurze Wege für Patienten, Mitarbeiter und Informationen (Prozeß- und Informations-management)

Klar abgegrenzte Aufgaben und Verantwortlichkeiten

Dezentrale Prozeßverantwortung Entscheidungskompetenz vor Ort

Kundenorientierung

Kooperationsförderung zwischen den internen Mitarbeitern und zwischen Krankenhaus, den niedergelassenen Ärzten und den Kostenträgern bzw. externen Kunden

Steigerung der Prozeß- und Behandlungsqualität

Kostenreduktion

Steigerung der Flexibilität

Mitarbeiterbeteiligung und -motivation

Kundenzufriedenheit

Dienstleistungstransparenz

Abb. 3: Die „Konsequenzen" des Qualitätsmanagements

Fallbeispiel Krankenhaus:
Im Rahmen verschiedenster Qualitätssicherungsmaßnahmen und Qualitätsvereinbarungen mit den einweisenden niedergelassenen Ärzten, konnte, unter Einbezug ambulant erhobener Befunde, auf eine Vielzahl von Routine-(Röntgen)untersuchungen verzichtet werden. Die Konsequenz daraus war, daß die Anzahl der Untersuchungen bzw. Patienten im Bereich der Radiologie deutlich abnahm, was wiederum den Widerstand der betroffenen Ärzte hervorrief.
Um einerseits drohende Personaleinsparungen zu verhindern und andererseits die abteilungsbezogenen Liquidationserlöse beizubehalten, wurden die Indikationen dieser oder anderer Untersuchungen großzügiger als bisher gestellt. Das Ziel die vorhandene Wertschöpfungskette effizienter zu gestalten wurde dadurch konterkariert. Das Problem konnte letztendlich dadurch gelöst werden, indem die vorhandenen Einsparungen und frei gewordenen personellen Kapazitäten zur Ausweitung des Leistungsangebotes der radiologischen Klinik genutzt wurden. Die Handlungsspielräume und die Tätigkeitsstruktur der beteiligten Mitarbeiter erfuhren dadurch eine spürbare Aufwertung.

An diesem Beispiel wird deutlich, daß zwei Gestaltungsprinzipien die zentralen Voraussetzungen eines funktionierenden Qualitätsmanagements darstellen:

- Die Wechselwirkung zwischen organisatorischen Strukturen und der Mitarbeitereinstellung muß berücksichtigt werden. Organisationsveränderungen und Überzeugungsarbeit sind gleichermaßen notwendig

- Qualitätsorientierte Reorganisationsmaßnahmen erfordern eine systematische Umsetzungsstrategie mit durchdachten Zielen und zeitlichen und sachlichen Perspektiven für die Mitarbeiter.

Der Festlegung spezifischer Arbeits- und Verfahrensanweisungen gehen eingehende und sich periodisch wiederholende Prozeßanalysen voraus. Insbesondere bei routinemäßigen Therapie- und Diagnostikabläufen ergibt sich die Chance, diese in gegenseitiger Abstimmung mit den verschiedenen Fachabteilungen bzw. Fachgesellschaften zu erarbeiten und zu optimieren, d.h. von potentiellen Fehlleistungen und Schwachstellen zu befreien bzw. alternative Vorgehensweisen zu entwickeln. Durch derartige Vorgehensweisen werden häufig vorhandene Diskrepanzen zwischen einem Idealprozeßablauf (wie beschrieben) und dem Realprozeß („wir machen das schon immer so") vermieden. Standardisierte Arbeitsabläufe - verbunden mit einem entsprechenden Dokumentationssystem - sind grundlegende Voraussetzungen, ein effizientes Zeit-, Qualitäts- und Kostenmanagement implementieren zu können. Ziel dabei ist eine reibungslose Steuerung der Prozesse durch geeignete qualitative und monetäre Kenngrößen. Damit kann eine gleichbleibende, an den Patientenbedürfnissen ausgerichtete Dienstleistungsqualität, in Verbindung mit einer wirtschaftlichen Krankenhausführung gewährleistet werden. Das Zufallsprinzip medizinischer Leistungserbringung wird dadurch in planbare Strategien eingebunden, ohne daß dabei die Therapiefreiheit oder die Flexibilität Einschränkungen erfährt. Als Nebeneffekt der Standardisierung können zudem kostenintensive und oftmals aus rein forensischen Gründen durchgeführte Untersuchungen (20-40% aller Untersuchungen) vermieden werden.

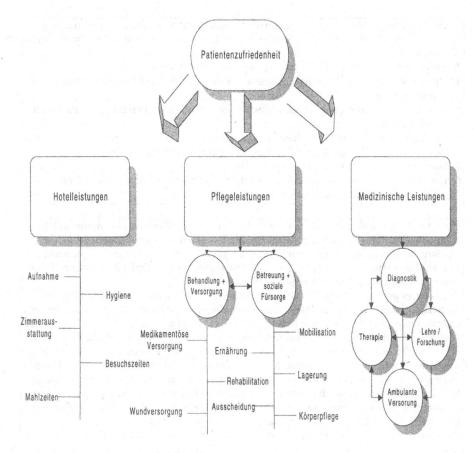

Abb. 4: Dimensionen der Patientenzufriedenheit

Die Messung der Ergebnisqualität gestaltet sich häufig schwierig, da sich das angestrebte Ziel, die Verbesserung des Benefit des Patienten, nicht ohne weiteres objektivieren läßt. Eine ergebnisorientierte Qualitätsmessung muß daher den Patienten in den Beurteilungsprozeß mit einbeziehen. Die Kriterien zur Beurteilung der Patientenzufriedenheit lassen sich dabei in die Bereiche Hotel-, Pflege- und medizinische Leistungen aufteilen. Die Hotelleistungen umfassen zum Beispiel den Aufnahmevorgang, die Zimmerausstattung, die Mahlzeiten sowie die Hygiene im Zimmer und auf der Station. Die Pflegeleistungen beinhalten die Behandlung und Betreuung durch das Pflegepersonal und die Ärzte. Die medizinischen Leistungen werden nach der Vorbereitung und Durchführung von Untersuchungen, Behandlungen und Operationen durch die Funktionsdienste und Ärzte beurteilt. Anhand solcher Daten lassen sich Defizite in der Qualität der Behandlung (Mortalitäts-, Infektions-, Reinterventionsraten) und vorhandener Nachholbedarf im Servicebereich identifizieren. Erfahrungen aus Projekten anderer Dienstleistungsunternehmen zeigen, daß Kunden Servicequalität nur dann als positiv empfinden, wenn verschiedene Anforderungen erfüllt werden:

1. Die Mitarbeiter sind für typische Dienstleistungssituationen konzipiert und trainiert.
2. Die gesamten Arbeitsabläufe orientieren sich hauptsächlich an den Patienten / Kundenforderungen
3. Es findet eine systematische Erfassung von Kundenwünschen statt
4. Optionale Dienstleistungen bzw. Änderungswünsche der Kunden können schnell umgesetzt werden
5. Eine auf den Anwendungszweck abgestimmte, individuelle Beratung der Patienten / Kunden ist verfügbar
6. Das Umfeld in dem die Dienstleistungen angeboten werden, muß optisch ansprechend sein. Es muß das Image und die Produktaussagen unterstützen
7. Die Dienstleistungen sind klar zu spezifizieren
8. Die Führungskräfte müssen aktiv die Vorbildfunktion übernehmen und die notwendigen Rahmenbedingungen schaffen.

Der Übergang von der ambulanten zur stationären Behandlung ist fast immer mit Doppeluntersuchungen verbunden. Sie sind für den Patienten lästig und unter ökonomischen Aspekten unsinnig. Der Hintergrund dieser Vorgehensweise beruht auf der Annahme der Krankenhausärzte, daß sie im Falle einer unzulänglichen oder fehlenden Diagnostik seitens der Praxisärzte dafür haftbar gemacht würden.
Ein weiteres gravierendes Defizit ist der schleppende und meistens unvollständige Datenaustausch in der anderen Richtung, das heißt wenn der Patient aus dem Krankenhaus entlassen wird. Der behandelnde Krankenhausarzt erfährt nur selten ob seine eingeleitete Therapie dauerhaft erfolgreich war oder nicht. Qualitätskontrollen anhand denen auch Fehlbehandlungen entdeckt werden könnten finden nicht statt, was bedeutet, daß wichtige medizinisch-therapeutische Erkenntnisse und daraus resultierende Weiterentwicklungen nicht erfolgen können, es sei denn die Verweildauer der Patienten würde über das nötige Maß hinaus verlängert werden. Ein unter ökonomischen und insbesondere medizinisch-qualitativen Aspekten interessanter Ansatzpunkt wäre die Verlagerung der Patientenbetreuung in den nachstationären ambulanten Bereich des Krankenhauses, zumal der medizinische Standard im Durchschnitt höher ist als der in der Praxis der niedergelassenen Ärzte

Hierzu die Stellungnahme der Gesundheitsministerkonferenz im Rahmen der Entschließung zur Gewährleistung und systematischen Weiterentwicklung der Qualität im Gesundheitswesen vom August 1997:

„Die Gesundheitsministerkonferenz fordert die Selbstverwaltungen, Fachverbände (z.B. die der Pflegekräfte) und sonstige Beteiligte auf, auf der Grundlage der DIN EN ISO-Normen Konzepte für ein umfassendes Qualitätsmanagement („Total Quality Management -TQM) gesundheitlicher Dienstleistungen zu entwickeln. Vor allem die Träger stationärer Einrichtungen des Gesundheitswesen sind aufgerufen, diese möglichst zügig umzusetzen".

und

„Die Qualität von Leistungen im Gesundheitswesen wird durch die fehlende Verzahnung der Versorgungssektoren erheblich beeinträchtigt. Um nach der stationären Therapie eine Therapiekontrolle, Nachbehandlung und Qualitätsverbesserung gewährleisten zu können, ist die Einvernehmensklausel bei der nachstationären Behandlung (§ 115a SGB V) zu lockern. Alle Erbringer medizinischer Leistungen werden aufgefordert, die ihnen zur Verfügung stehenden Möglichkeiten auszuschöpfen, die strukturelle und berufsgruppenbezogene Trennung der Versorgungsbereiche zu überwinden".

Die Implementierung des Qualitätsmanagements

Für die praktische Umsetzung und Einführung eines Qualitätsmanagementsystems ist eine gewissenhafte Planung von besonderer Bedeutung. Der richtige Methodeneinsatz entscheidet über Erfolg und Mißerfolg der eingeleiteten Maßnahmen. Information und intensive Schulung über Qualität bzw. Qualitätsmanagement haben daher höchste Priorität.

Das im folgenden erläuterte Konzept zur Umsetzung eines QM-Systems beruht auf einem modularen Ablaufplan, der die Vorgaben und Empfehlungen der Normen DIN EN ISO 9000ff im Hinblick auf krankenhausspezifische Gegebenheiten und Erfordernisse berücksichtigt. Nur so können die strategischen und taktischen Unternehmensziele einerseits sowie die Anforderungen der Norm andererseits, wirkungsvoll in Einklang gebracht werden. Es reicht nicht aus, nur die einzelnen Elemente der Norm aus Sicht des Dienstleistungsunternehmen Krankenhaus zu interpretieren und diese dann in irgendeiner Form zu einem Qualitätsmanagement zu kombinieren. Es muß vielmehr, in Form einer Matrix, der Bezug zwischen den einzelnen Prozeßketten des spezifischen Dienstleistungsangebots und den Qualitätsmanagementelementen der Norm hergestellt werden. Dies erleichtert zum einen den Nachweis der Qualitätsfähigkeit des Unternehmens, zum anderen ist es eine Grundvoraussetzung für eine spätere Zertifizierung nach DIN EN ISO 9001 oder 9002.

1. Verantwortung der Leitung	11. Prüfmittelüberwachung
2. Qualitätsmanagementsystem	12. Prüfstatus
3. Vertragsprüfung	13. Lenkung fehlerhafter Produkte
4. Designlenkung	14. Korrektur- und Vorbeugemaßnahmen
5. Lenkung der Dokumente und Daten	15. Handhabung, Lagerung, Verpackung
6. Beschaffung	Konservierung, Versand
7. Lenkung der vom Kunden beigestellten Produkte	16. Lenkung von Qualitätsaufzeichnungen
8. Kennzeichnung und Rückverfolgbarkeit von Produkten	17. Interne Qualitätsaudits
9. Prozeßlenkung	18. Schulung
10. Prüfungen	19. Wartung
	20. Statistische Methoden

Abb. 5: Die Kernelemente der DIN EN ISO 9001

Das Modulkonzept dient als Grundgerüst für die Einführung eines Qualitätsmanagementsystems. Aufgrund unterschiedlicher Rahmenbedingungen wie Unternehmensgröße, vorhandene Aufbau- und Ablauforganisation, räumliche Lage und Gliederung des Krankenhauses / Praxis kann es jedoch keinen einheitlichen Weg der Systemeinführung geben. Um entsprechende krankenhausspezifische Prozesse und Strukturen berücksichtigen zu können, ist zu Beginn des Projektes eine eingehende Erfassung und Analyse des Ist-Zustandes erforderlich.

Projektvorbereitung

Zu Beginn der Umsetzungsphase wird die Projektorganisation festgelegt, Arbeitsteams gebildet und erste Strukturen geschaffen. Die Krankenhausleitung, d.h. sowohl Verwaltung als auch der ärztliche Bereich, tragen bei der Neuausrichtung des Unternehmens eine entscheidende Bedeutung. Dies liegt insbesondere an der Vorbildfunktion und der Weisungsbefugnis der Führungskräfte. Soll das Projekt erfolgreich sein, muß sich die Leitung persönlich zum Qualitätsmanagement als einem Unternehmensziel bekennen.

Bevor die eigentliche Projektarbeit beginnen kann, sind im Rahmen einer Vorstudie das Projektziel, die geplante Vorgehensweise, die zur Verfügung stehenden Mittel (finanziell, strukturell und personell) sowie die Abschätzung der Projektdauer (je nach Größe des Unternehmens und der Inanspruchnahme externer Berater 1-3 Jahre) zu planen und schriftlich zu fixieren.

Im Rahmen einer **Vorstudie** werden potentielle Vorgehensweisen für die Einrichtung eines Qualitätsmanagementsystems diskutiert und der Geschäftsleitung zur Auswahl vorgeschlagen:

1. Ziele, die das Krankenhaus mit der Einführung des Qualitätsmanagements erreichen will
   - Organisationsänderung unter dem Aspekt der Normenkonformität
   - Optimierung der Aufbau- und Ablauforganisation mittels QM-System
   - Aufbau eines prozeßorientierten Organisations- und QM-Systems
2. Geplante Vorgehensweise bei der Systemeinführung
3. Abschätzung der erforderlichen Mittel (finanziell, personell und strukturell)
4. Zeitlicher Ablauf

In der **Hauptstudie** wiederum werden die im Rahmen der Vorstudie ausgewählten Konzepte in Teilprojekte zerlegt und konkretisiert:

- Ablauf- und aufbauorganisatorische Gestaltung (unter Berücksichtigung der Unternehmensziele)
- Aufbau und inhaltliche Zusammensetzung der Dokumentationsstruktur / Berichterstattung
- Darstellung der diversen Prozeßstrukturen
- Beschreibung und Festlegung der unternehmensspezifischen Struktur des QM-Systems
- Analyse der Normforderungen und der gesetzlichen Vorgaben

Im Anschluß daran werden verschiedenste Detailpläne erstellt und mit konkreten Arbeitsprojekten unterlegt. Dabei ist es nicht erforderlich, daß alle Phasen und Projekt chronologisch ablaufen. Das Ergebnis ist ein funktionsfähiges, flexibles und den normativen und/oder den betrieblichen Anforderungen entsprechendes Qualitätsmanagementsystem.

Innerhalb der Krankenhausleitung wird ein Projektverantwortlicher bestimmt, der für die Dauer des Projekts in engem Kontakt mit dem Projektleiter (Chef- oder Oberarzt) und den Projektteams steht.

Zur Vorbereitung der Projektarbeit ist ein Ablaufplan zu erstellen. Eine gut durchdachte, praktikable Projektplanung ist Voraussetzung für einen reibungslosen Projektverlauf. Je exakter die Projektdurchführung geplant wird, desto geringer sind später die Probleme in den einzelnen Abschnitten der Projektdurchführung.

Wichtig für die Vorgehensweise innerhalb der Planungsphasen ist der sich wiederholende Ablauf folgender Planungszyklen:

Auftrag und Zieldefinition:	Definition der Ziele Kosten der jeweiligen Projektphase Betriebliche / gesetzliche Restriktionen Projektorganisation
Ist-Analyse	Sichtung, Sammlung und Strukturierung von Datenmaterial
Bewertung des Ist-Zustandes und Zielüberarbeitung	Ermittlung von Kernkompetenzen Einsatz von Managementtechniken zur betrieblichen Problemanalyse Target Costing
Lösungsentwürfe Bewertung der Lösungen	Sammlung potentieller Lösungsansätze Diskussion der Lösungsansätze (Zielerreichungsgrad) Kosten-Nutzen-Relation (Nutzwertanalyse)
Risikoanalyse	Identifikation potentieller Risiken Entwicklung von Alternativstrategien und Vorbeuge- mechanismen
Auswahl	Bewertung durch die Projektverantwortlichen Planung der weiteren Vorgehensweisen Übergang zur nächsten Phase

Quelle: Modifiziert nach Schweizer Gesellschaft für Organisation

---

Die Qualitätspolitik wird verbindliche Handlungsrichtlinie für alle Krankenhaus- und Fachbereiche und bewirkt die notwendige Kontinuität im betrieblichen Handeln. Auf der obersten Ebene steht die Selbstverpflichtung der Krankenhausleitung zu einer qualitätsorientierten (patientenorientierten) Führung des Unternehmens. Diese wird schriftlich erstellt und sowohl intern als auch der Öffentlichkeit (z.B. in Form von Broschüren) zugänglich gemacht.

Projektumsetzung

Der weitere Aufbau eines wirkungsvollen QM-Systems ist nur durch eine prozeßorientierte Sicht- und Vorgehensweise zu erreichen. Hierbei müssen die Geschäftsprozesse des Krankenhauses, die damit verbundenen Abläufe sowie die Verfahren zur Erfüllung der Patientenanforderungen identifiziert, beschrieben und unter Einbeziehung aller verfügbaren Erfahrungen gestaltet werden. Die Prozeßanalyse an sich, kann sowohl deduktiv bzw. top-down als auch induktiv bzw. bottom-up erfolgen. Wichtig ist eine detaillierte sowohl unternehmensspezifische als auch unternehmensneutrale Aufschlüsselung der Prozeßketten in entsprechende Teil- und Einzelprozesse. Einschlägige rechtliche und normative Vorgaben (Med.GV, MPG, Hygienevorschriften, AMG) sind dabei zu berücksichtigen.

Grundlegendes Ziel dieser Neuausrichtung ist die Darstellung von transparenten, durchgängigen Prozeßketten mit eindeutig zugeordneten Verantwortlichkeiten. Bei der Gestaltung der Unternehmensabläufe werden Kriterien für Prozeßeffektivität, -fähigkeit und -sicherheit definiert und eine entsprechende Regelung und kontinuierliche Verbesserung im Prozeß selbst verankert. Die hierfür notwendigen Abstimmungen bieten eine gute Gelegenheit die häufig vorhandenen Grauzonen bei den sog. Schnittstellen zwischen den verschiedenen Abteilungen zu beseitigen. Diese unter dem Deckmantel der Flexibilität entstandenen Grauzonen sind die häufigsten Ursachen für Verzögerungen und Reibungen und bieten anhaltenden Zündstoff für interne Auseinandersetzungen. Das daraus resultierende QM-System geht somit einen wichtigen Schritt in Richtung Integration in die Organisation. Die Umsetzung der Qualitätspolitik und der Qualitätsziele gelingt nur, wenn alle Mitarbeiter die Möglichkeit haben, sich aktiv daran zu beteiligen. Neben einer offenen Informationspolitik ist deren aktive Einbeziehung, insbesondere bei qualitätsrelevanten Belangen ihres Arbeitsumfeldes äußerst wichtig. Darüber hinaus stellen regelmäßige Schulungsveranstaltungen sicher, daß die eingeführten Qualitätswerkzeuge (z.B. „Sieben elementare Qualitätswerkzeuge" oder „Sieben Managementwerkzeuge") und Q-Methoden optimal und dauerhaft angewendet werden können.

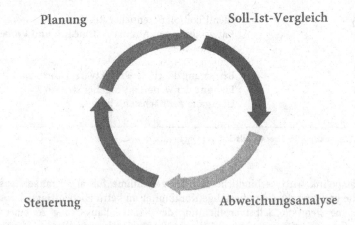

Abb. 6: Kontinuierliche Verbesserungsprozesse durch regelmäßige Erfolgskontrollen und Analysen des Handlungsbedarfs.

Organisationsformen

Aufgaben und Ziele der Organisationsgestaltung

Die formale Strukturierung des Krankenhaus findet zum einen ihren Ausdruck in der äußeren Organisation, d.h. in der Rechtsform des Unternehmens bzw. der Trägerschaft, zum anderen in der inneren Organisation in Form einer spezifischen Aufbau- und Ablauforganisation.

Hinsichtlich der Gestaltung der Aufbauorganisation liegt der Schwerpunkt der Betrachtung in der Aufgabengliederung, der Bildung von Organisationseinheiten (Stellen, (Fach-) Abteilungen) sowie den Weisungs- und Informationsbeziehungen zwischen den verschiedenen Organisationsstrukturen. Der Kern des Gestaltungsprozesses beinhaltet zudem Fragen der Hierarchie, der horizontalen und vertikalen Aufgabenverteilung , sowie der Breite und Tiefe der Aufbaustruktur. Als Ergebnis dieses Strukturierungsprozesses resultiert die Festlegung der formalen Beziehungen verschiedener Abteilungen untereinander.

Die Ablauforganisation umfaßt die Gesamtheit aller Regelungen von sog. Aufgabenerfüllungsprozessen im System. Diese Prozesse wiederum sind dynamische Teilsysteme des Gesamtsystems, welches auf die ökonomische Umsetzung der Krankenhausaktivitäten abzielt. Das Qualitätsmanagement seinerseits ist unternehmensspezifisch in die beschriebenen Organisationsformen eingebaut. Bei den Organisationsformen kann nochmals in zentrale, polare, duale oder auch hybride Qualitätsorganisationen unterschieden werden. In hybriden Strukturen, dies nur am Rande bemerkt, tragen die Mitarbeiter die Qualitätsverantwortung für ihre jeweiligen Aufgabengebiete selbst, d.h. die qualitätssichernden Aufgaben sind dezentralisiert.

Dokumentationssystem

Die Entwicklung eines Dokumentationssystems umfaßt die gesetzlich geforderten Unterlagen und die für das Qualitätsmanagement notwendigen Dokumente. Das zentrale Element dieser Dokumentation ist das QM-Handbuch. Es dokumentiert einerseits die Organisationsstruktur und die ablauforganisatorischen Festlegungen, andererseits die zentrale Einbindung des Qualitätsmanagements (Qualitätspolitik, Qualitätsziele) im Unternehmen. Darüber hinaus müssen Festlegungen von Verantwortlichkeiten und Befugnisse ebenso wie Aussagen zur vorgesehenen Nachweisführung und Überwachung (Audits) enthalten sein. Nicht im Handbuch enthalten sind, neben zahlreichen Verfahrens- und Arbeitsanweisungen, verschiedenste mitarbeiter-, anlagen- und arbeitsplatzbezogene Unterlagen. Diese stellen das Know-how des Unternehmens dar und sichern die Reproduzierbarkeit der verschiedenen Prozesse.

Der Nutzen der Dokumentation:

- Informationssteuerung und Informationsaustausch
- Datensammlung zur Aufrechterhaltung von Verfahren und Abläufen
- Grundlage zur Einweisung und Unterweisung neuer Mitarbeiter
- Aufrechterhaltung von Verbesserungen
- Entscheidungshilfen vor Ort
- Beurteilung von QM-Systemen
- Qualitätsverbesserung
- Erfüllung von Qualitätsanforderungen
- Know-how Transfer

Allgemeine Anforderungen an die Dokumentation:

- Lesbarkeit
- Übersichtlichkeit (Organigramme, Ablaufdiagramme)
- Erlernbarkeit
- Eindeutigkeit
- Aktualität (Änderungswesen stellt die Aktualität sicher)
- Verfügbarkeit (auf Station oder am Arbeitsplatz vorhanden)
- Einheitlichkeit (gleiche Dokumentationsformen in versch. Abteilungen)

Die prozeßorientierte QM-Dokumentation (Verfahrens- und Arbeitsanweisungen) beschreibt alle qualitätsrelevanten Abläufe und Tätigkeiten des Unternehmens in Form von Prozessen. Die QM-Dokumentation an sich dient zur Information und Schulung von Mitarbeitern, erzeugt Vertrauen beim Patienten und erleichtert die Überprüfung der Funktionalität des QM-Systems im Rahmen von internen und externen Audits. Aus diesen Gründen sollte die Dokumentation mit einem möglichst geringem Erstellungs- und Änderungsaufwand verbunden sein und neben eindeutigen Anweisungen vorhandene Prozesse übersichtlich und verständlich machen. Es ist daher sinnvoll, zusätzliche aussagekräftige Graphiken, Ablaufpläne, Organigramme und Tabellen anzufertigen und den Dokumenten zuzuordnen bzw. auf diese zu verweisen. Durch derartige Beschreibungen und Anordnungen wird ein hoher Ordnungs- und Wirkungsgrad erreicht, wodurch Unterlassungen und Versäumnisse vermieden und Mißverständnissen, durch eindeutige schriftliche Regelungen, vorgebeugt wird. Im Haftungsfall kann gegebenenfalls, anhand solcher Unterlagen, der Nachweis der Wahrnehmung der unternehmerischen Sorgfaltspflicht nachgewiesen werden.

Arbeitsanweisungen sind in der Regel nur erforderlich, wenn besonders qualitätskritische Arbeitsvorgänge nicht bereits in den Verfahrensanweisungen beschrieben wurden. Die Dokumentationsebene der Arbeitsanweisungen wiederum, kann aufgrund des hohen Detaillierungsgrads der Verfahrensanweisungen sehr „schlank" gehalten werden. Die inhaltliche Gestaltung und Formulierung der einzelnen Dokumente ist für jedes Krankenhaus frei wählbar und sollte aus Effizienzgründen zweckmäßigerweise mit den betroffenen Abteilungen abgestimmt werden. Grundsätzlich muß hierbei zwischen der Systemdokumentation und den ergänzenden produkt- bzw. dienstleistungsspezifischen Dokumenten unterschieden werden.

Hierarchie der QM-Dokumentation

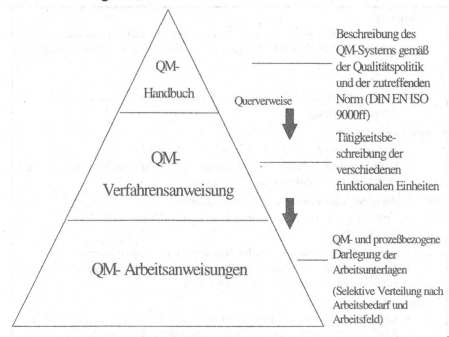

Abb. 7: Hierarchien der QM-Dokumentation

Systemdokumentation
- Qualitätsmanagementhandbuch
- Verfahrensanweisungen
- Arbeitsanweisungen
- Nachweis interner Audits
- Gesetzliche Vorgaben (Med. GV., MPG)

produktspezifische Dokumente
- Zeichnungen
- technische Spezifikationen
  (Gerätebuch)
- Prüfunterlagen (z.B. Wartungs-
  nachweise und Ergebnisberichte)
  Qualitätsnachweise (Prüfprotokolle
  z.B. Sterilisationsnachweis)
- Qualitätsberichte (z.B. Infektions-
  statistik)
- Fehlerlisten / -kataloge

Gliederungspunkte von Verfahrens- und Arbeitsanweisungen

1. **Zielsetzung**
   - Hinweis auf den Zweck der Arbeits- oder Verfahrensanweisung mit der Absicht die Notwendigkeit zur Festlegung von Abläufen und Regeln zu verdeutlichen.
1. **Anwendungsbereich**
   - Explizite Festlegung des Anwendungsbereichs der Verfahrens- oder Arbeitsanweisung
1. **Verantwortlichkeiten**
   - Festlegung von Zuständigkeiten und Verantwortlichkeiten
   - Definition von Befugnissen und Pflichten im Zusammenhang mit der beschriebenen Verfahrens- und Arbeitsanweisung
1. **Beschreibung der angewandten Verfahren und Methoden**
   - Festlegung von Anwendbarkeit und Systematik der von Methoden und Verfahren
1. **Prüfung und Nachweis der Anwendung der Verfahrens- und Arbeitsanweisung**
   - Dokumentation der Maßnahmen die die korrekte Ausführung sicherstellen (Checklisten, Unterschriftenregelungen etc.)
1. **Hilfsmittel und Dokumente**
   - Kennzeichnung und Dokumentation der im Rahmen des dargestellten Verfahrens eingesetzten Hilfsmittel und anzuwendende Dokumente.

Verantwortungsbereiche und Kompetenzen im Krankenhaus

Die vorhandene Notwendigkeit zur Spezialisierung führte im Krankenhaus zu funktionalen Organisationsstrukturen. Dies hat zur Folge, daß die verschiedenen Abläufe der Dienstleistungsprozesse hinsichtlich einer Artteilung zerlegt werden. Neben der Bündelung von Know-how und der Verkürzung der jeweilen Prozeßzeiten, sind damit aber auch Zeit- und Informationsverluste an allen Schnittstellen (Fachabteilungen) verbunden.

Ein wesentlicher Nachteil dieser tayloristischen Arbeitsteilung (hoher Spezialisierungsgrad, wenige Generalisten) ist der Verlust des individuellen Patientenbezugs. Jeder Mitarbeiter handelt und denkt ohne integrative Abstimmung zu anderen Mitarbeitern, was dazu führt, daß der eigentliche Unternehmenszweck und die Implementierung anforderungsorientierter Qualität nur unzulänglich verfolgt wird.

Die Definition der Verantwortungsbereiche im Krankenhaus ergibt sich zwangsläufig durch die Arbeitsinhalte bzw. der Struktur der Organisation. Dies bedeutet, daß die jeweilige Festlegung von Verantwortungsbereichen das Resultat einer zielorientierten Steuerung der Arbeitsteilung darstellt bzw. eine Zuordnung definierter Arbeitsinhalte zu Aufgabenträgern (Fachabteilungen) stattgefunden hat. Hierzu werden Arbeitsinhalte und Verantwortlichkeiten den verschiedenen betrieblichen Einrichtungen zugeordnet und Kommunikations- und Kooperationsformen festgelegt. Hinsichtlich der Verantwortlichkeiten sind drei Formen von Bedeutung:

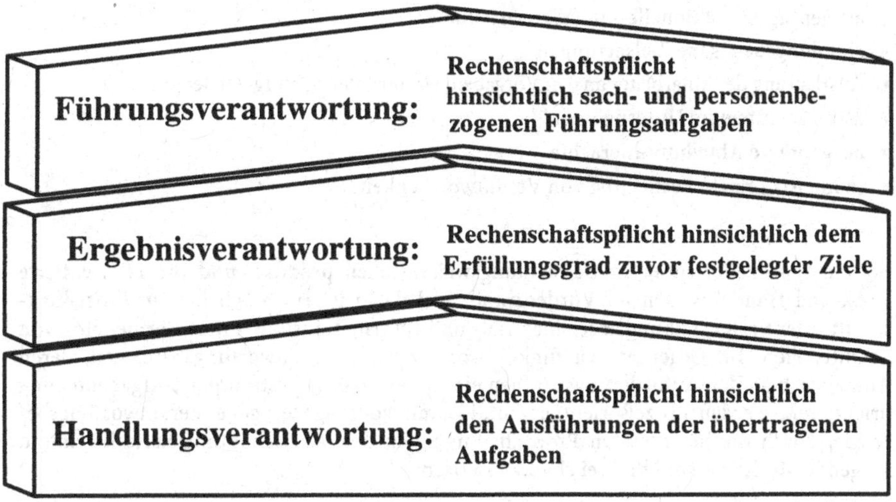

Führungsverantwortung:	Rechenschaftspflicht hinsichtlich sach- und personenbezogenen Führungsaufgaben
Ergebnisverantwortung:	Rechenschaftspflicht hinsichtlich dem Erfüllungsgrad zuvor festgelegter Ziele
Handlungsverantwortung:	Rechenschaftspflicht hinsichtlich den Ausführungen der übertragenen Aufgaben

Abb. 8: Die klassischen Verantwortungsbereiche

Innerhalb des Krankenhauses bilden die verschiedenen Dienstleistungsprozesse das grundlegende Strukturierungskriterium für die Festlegung der Verantwortungsbereiche. Darüber hinaus müssen Aspekte wie allgemeine organisatorische Grundregeln, strategische Unternehmensziele, Anforderungsprofile von Mitarbeitern, personalpolitische Kriterien, Informations- und Kommunikationsbedarf, sowie logistische Parameter oder die Erfaßbarkeit und Zuordenbarkeit von Kosten berücksichtigt werden. Dabei kann es beispielsweise vorkommen, daß unter dem Aspekt einer verursacherorientierten Kostenrechnung Kompromisse zwischen einer eindeutigen Kostenstellenregelung und einer organisatorisch sinnvollen Festlegung der Verantwortungsbereiche getroffen werden müssen.

Fallbeispiel
Die im Rahmen einer Operation anfallenden Kosten (Medikamente, Blutprodukte) unterliegen dem Verantwortungsbereich der operativ tätigen Abteilung und können damit grundsätzlich der betreffenden Kostenstelle zugeordnet werden. Die postoperative Betreuung hingegen unterliegt dem Verantwortungsbereich der Anästhesie. Die Zuordnung dort entstehender Kosten (z.B. Blutprodukte) entfällt, dem Verursacherprinzip entsprechend, ebenfalls auf die operativen Abteilungen. Die individuelle Zuordnung zu bestimmten Kostenstellen berücksichtigt dabei die Möglichkeit Einfluß auf die Kostenentstehung zu nehmen.

Ein für das Krankenhaus typisches Strukturmerkmal funktionaler Verantwortungsbereiche ist die Bereichs- bzw. Fachbereichsbildung nach dem Kriterium der Dienstleistung. Mit diesem Strukturierungsprinzip verbunden ist ein hoher Abstimmungsbedarf zwischen den einzelnen Fach- und Verantwortungsbereichen. Zu diesem Zweck kommen klassische Koordinationsinstrumente (z.B. OP-Pläne, Patientenlaufzettel) ebenso wie persönliche Weisungen durch hierarchisch höhergestellte Instanzen (Oberärztliche Anweisungen) zur Anwendung. Derartige funktionsorientierte Verantwortungsbereiche sind zudem mechanistisch geprägt:

- ausgeprägte funktionelle Aufgabenverteilung
- abteilungsbezogene Zielsetzungen
- Ausrichtung der Mitarbeiter an den Vorgaben der unmittelbar Vorgesetzten
- „Unternehmen im Unternehmen"
- ausgeprägte Abteilungshierachie
- (zumeist) präzise Festlegung von Verantwortlichkeiten

Bei einer prozeßorientierten Betrachtungsweise stehen produkt- und prozeßorientierte Denk-und Handelsweisen im Vordergrund. Ziel dabei ist ein möglichst am Prozeßfortschritt orientierter, reibungsloser Material- und Informationsfluß, unter Vermeidung von Schnittstellen. Im Gegensatz zu funktionsorientierten Verantwortungsbereichen, deren Aufbau sich an den Anforderungsprofilen einer hierarchisch bestimmten Aufgabenteilung orientieren, werden prozeßorientierte und damit vorgangsbezogene Verantwortungsbereiche, durch die bestehenden Prozeßbedingungen der Wertschöpfungskette bestimmt. Folgende Merkmale sind hierbei charakteristisch:

- Dezentralisierung von Kompetenz und Wissen innerhalb der Organisation (flache Hierarchien, Kommunikations- und Informationsmanagement)
- Bedarfsorientierte, flexible Anpassung von Dienstleistungen durch die Ausführenden
- Breite und nachhaltige Verlagerung von Verantwortung und Befugnissen (Kontrollrecht) auf die am Prozeß beteiligten Mitarbeiter
- Informeller Informationsfluß innerhalb und zwischen den verschiedenen Abteilungen. Die Information und Beratung (Konsiliartätigkeit) steht im Vordergrund
- Horizontaler und vertikaler Informationsfluß. Unternehmensspezifische Zielsetzungen und die individuellen Aufgaben im Gesamtprozeß werden mit abteilungsbezogenen Zielen verknüpft und abgestimmt

Nach diesen Ausführungen stellt sich für das Krankenhaus zwangsläufig die Frage, welche Verantwortungsbereiche eher funktionsorientiert und welche her prozeßorientiert festgelegt werden sollten. Grundsätzlich läßt sich feststellen, daß je individueller die Patientenwünsche und je breiter das Leistungsangebot von Bedeutung ist, desto effizienter sind prozeßorientierte Verantwortungsbereiche. Diese ermöglichen durch kurze Entscheidungs- und Informationswege rasch und vor allem flexibel auf veränderte Anforderungen zu reagieren.

Prozeßorientierung und Prozeßmanagement

Die Immanenz des Prozeßbegriffs liegt insbesondere in der abteilungsübergreifenden Zielorientierung, welche die Trennung von den produktiven und kaufmännischen Krankenhausbereichen überwindet. Durch die Fokussierung auf ein Prozeßziel wird es möglich, die ausgeprägte Komplexität eines Unternehmens auf ein überschaubares Maß zu reduzieren. Dabei kann durch eine hierarchische Strukturierung von Haupt- und Teilprozeßzielen eine klare Entscheidungsstrategie für potentielle Konflikte zwischen konträren Teilzielen vorgegeben werden. Der eigentliche Zweck des Prozeßmanagements besteht darin, bestehende, komplexe Prozesse und deren Arbeitsinhalte in einzelne, wiederholbare

Prozesse aufzugliedern. Im Idealfall stimmen dann Organisationsstruktur und Prozeß-struktur überein.

Qualität setzt den Einsatz einwandfreier Prozesse voraus was bedeutet, daß eine Weiter-entwicklung der Organisationsstrukturen in Richtung Prozeßorientierung stattfinden muß. Der daran anschließende Veränderungsprozeß und die Neustrukturierung des Un-ternehmens vollzieht sich an den Kriterien der Geschäfts- und Schlüsselprozesse. Dies be-deutet, da einige dieser Prozesse horizontal verlaufen, daß herkömmliche Organisati-onsstrukturen in Form von Abteilungen und Bereichen durchbrochen werden. Die Folge davon ist, daß traditionelle Kompetenzbereiche zu Gunsten einer flexiblen Prozeßsteue-rung und Prozeßkontrolle aufgegeben werden müssen. Dies wird vielerorts nicht ohne Widerstand ablaufen so daß ein solches Konzept nur dann erfolgreich umgesetzt werden kann, wenn die Krankenhausleitung, dieses mitträgt, unterstützt und zum Prinzip erhebt.

Das Audit
Eine Methode zum Qualitätsnachweis
Das Hauptziel von Audits ist die objektive, systematische und dokumentierte Überprü-fung der Wirksamkeit des Qualitätsmanagementsystems. Diese können sowohl zu inter-nen als auch externen Zwecken durchgeführt werden. Unterschieden werden dabei sog. interne Audits (first party), meist durch das eigene Unternehmen initiiert, oder externe Lieferantenaudits (second party) und Zertifizierungsaudits (third party). Auftraggeber für die letztgenannten Audits können beispielsweise Aufsichtsbehörden, Firmenkunden oder auch unabhängige akkreditierte Institutionen sein. Die Aufgabenstellung der jeweiligen Audits richtet sich in der Regel nach dem Auftraggeber.

- Interne Audits dienen der Absicherung und Verbesserung der Qualitätsfähigkeit des Unternehmens. Damit verbunden sollen notwendige Korrektur- und Vorbeugemaß-nahmen erkannt und beurteilt werden. Es handelt sich dabei weder um eine Überwa-chungs- noch um eine Prüftätigkeit.

- Externe Audits, durch unabhängige akkreditierte Gutachter durchgeführt, dienen der Überprüfung und Validierung des Qualitätsmanagements und damit des gesamten Verfahrens zur Einführung und Aufrechterhaltung des QM-Systems. Sie sind unab-dingbare Voraussetzungen für eine Zertifizierung nach DIN EN ISO 9001 bzw. 9002.

Die verschiedenen Auditarten
Unterschieden werden drei verschiedene Arten von Audits:

- Produktaudit
- Verfahrensaudit
- Systemaudit

Produktaudit
Anhand des Produktaudits wird die Wirksamkeit der vorhandenen Qualitätsmanage-mentmaßnahmen beurteilt. Ausgangspunkt ist ein bestimmtes Produkt (z.B. Medika-mentenherstellung durch die Krankenhausapotheke), bei dem die Übereinstimmung von Qualität und Kundenanforderung, technische Spezifikationen und die Konsistenz mit

Prüf- und Fertigungsunterlagen begutachtet wird. Dabei geht die Beurteilung an sich, durch die Einbeziehung vorhandener Dokumente und aller betroffener Systemelemente, weit über die reine (Produkt-)Qualitätsprüfung hinaus. Neben der Konsistenz der Unterlagen werden diese auf Wirksamkeit und Zweckmäßigkeit hin überprüft.

Verfahrensaudit

Bei dieser Auditform werden verfahrensspezifische Prozesse auf ihre Übereinstimmung mit den jeweiligen Arbeits-, Prozeß - oder Verfahrensanweisungen überprüft. Auf das Krankenhaus übertragen bedeutet dies, daß vorhandene (Dienstleistungs-) Prozesse auf die Form ihrer Umsetzung, der Dokumentation und deren gegenseitigen Übereinstimmung hin beurteilt werden.

Beispiel Verfahrensaudit Krankenpflege:

- Existiert eine Verfahrensanweisung zur Dekubitus- oder Pneumonieprophylaxe ?
- Sind die Dokumente vollständig, aktuell, verfügbar, zweckmäßig und verbindlich festgelegt ?
- Sind die Dokumente den Pflegekräften bekannt ?
- Werden die Prozesse (Dekubitusprophylaxe) entsprechend dem Standard durchgeführt ?
- Werden die Prozesse ausreichend und nachweisbar dokumentiert ?

Systemaudit

Auf Basis vorbereiteter Checklisten erfolgt die Zusammenstellung aller Informationen, Nachweise und Dokumente, die zur Erfassung und Bewertung des QM-Systems erforderlich sind. Anhand dieser Zusammenstellung wird, im Rahmen einer systematischen und unabhängigen Untersuchung (Vorabprüfung), das Qualitätsmanagementsystem auf seine Übereinstimmung mit der zugrundeliegenden Norm überprüft. Anschließend werden „vor Ort" verschiedene Betriebsbegehungen durchgeführt und stichprobenartig verschiedene qualitätsbezogene Tätigkeiten und deren Ergebnisse beurteilt. Das Qualitätsaudit dient damit der Überwachung qualitätsbezogener Tätigkeiten und den damit zusammenhängenden Ergebnissen im Hinblick darauf ob diese

- den geplanten Anordnungen entsprechen
- tatsächlich verwirklicht sind
- geeignet sind die vorgegebenen Ziele zu erreichen.

Das Auditkonzept

Interne Audits sollten nach den Geschäftszielen des auditierten Bereichs ausgerichtet sein. Hauptziel des Audits muß es sein, den Bereich zum Erreichen dieser Ziele zu unterstützen. Hierbei ist eine reines Konformitätsabfragen d.h. der bloße Bezug zu den Normforderungen, nicht ausreichend. Die mit dem Audit beauftragten Mitarbeiter sollten sich bei ihrer Vorgehensweise an den spezifischen Prozessen der verschiedenen Abteilungen orientieren. Von daher ist es unerläßlich, daß sich der Auditor mit den individuellen Prozessen vorab auseinandersetzt oder sich zumindest genügend Einblick verschafft. Nur so kann gewährleistet werden, daß der auditierte Bereich den Bezug zu seinen Zielen und seinem Alltag herstellen kann. So motiviert lassen sich Verbesserungspotentiale bzw. Schwachstellen leichter herausarbeiten.

Typische und häufig anzutreffende Schwachstellen sind zum Beispiel:

- überflüssige bzw. nicht-wertschöpfende Prozeßschritte (Doppelarbeiten)
- nicht festgelegte Prozesse („was ist zu tun wenn....?)
- unklare Schnittstellen (ungeregelte Zuständigkeiten)
- diffus formulierte, zu hoch gesteckte oder fehlende Ziele
- fehlende oder unklare Verbindung zwischen den Zielen und den Prozessen
- unklare Verantwortlichkeiten (Management by delegation)
- mangelnde Einbeziehung qualifizierter Mitarbeiter

Die Audits selbst sollten mehr den Charakter partnerschaftlicher Reviews als den von Prüfungen haben. Nur in einer solchen Atmosphäre läßt sich offen über Schwachstellen reden. Von daher ist neben der fachlichen Qualifikation, ein ausreichender Praxisbezug und insbesondere die soziale und kommunikative Kompetenz der Auditoren gefordert. Auditoren sollten darüber hinaus grundsätzlich unabhängig sein und frei von Einflüssen objektiv urteilen können.

Die Aufgaben eines Auditors (nach DGQ)

- Sammeln von Nachweisen und Belegen
- Prüfen von QM-Maßnahmen durch Befragung und Beobachtung
- Begutachtung der getroffenen Maßnahmen im Hinblick auf ihre Eignung den gewünschten Zweck zu erfüllen
- Feststellung von Abweichungen und deren Gewichtung
- Erstellen des Auditprotokolls
- Feststellen der Zielerfüllung

Die zehn Gebote für Auditoren (nach R. Wachniak - ASQC)

1. **Beachte die Zielsetzung!** Stelle fest, ob die Ziele festgelegt sind, mit den Qualitätszielen des Krankenhauses übereinstimmen, jedem bekannt sind und die vorhandenen Mittel ausreichen

2. **Ermittle die Prüfaktivitäten!** Beurteile das Arbeitsergebnis und achte auf fehlende Prüffunktionen.

3. **Lege Annahmekriterien fest!** Lege vor Beginn des Audits fest, welche Feststellungen zum Urteil „in Ordnung", welche zum Urteil „nicht in Ordnung" führen

4. **Setzen den Umfang des Audits ins Verhältnis!** Definiere, über welche Tätigkeiten das Audit eine Aussage machen kann und über welche nicht.

5. **Halte Dich an Tatsachen!** Aussagen müssen belegbar sein. Baue Dein Urteil nur auf das, was Du selbst gesehen hast.

6. **Ermittle Abweichungsursachen!** Das Ziel ist die Eliminierung von Fehlerquellen, nicht die Feststellung von Fehlern.

7. **Konzentriere Dich auf das Wesentliche!** Abweichungen, die keine Auswirkungen haben, interessieren niemanden, schon gar nicht das Management.

8. **Verhalte Dich partnerschaftlich!** Spiele nicht den Polizisten. Verhalte Dich so, daß das Audit eine gemeinsame Arbeit wird. Würdige auch die positiven Feststellungen.

9. **Achte auf richtige Kommunikation!** Beginne immer mit einem Einführungsgespräch. Stelle klare und angemessene Fragen. Fasse das Ergebnis kurz zusammen. Diskutiere mit dem Leiter des auditierten Bereichs Korrekturmaßnahmen. Erstelle einen vollständigen und eindeutigen Bericht.

10. **Halte Dich á jour!** Informiere Dich über die im überprüften Bereich verwendeten aktuellen Arbeitsmethoden und Hilfsmittel. Passe Deine Auditmethoden dem Wissensstand an.

Das Qualitätsaudit

Bei einem Qualitätsaudit müssen die Auditfragen und Auditsachverhalte mit Hilfe von Textanalysen, sowohl aus der zugrundeliegenden Norm (DIN EN ISO 9001: 1994-08) als auch aus den Dokumenten (Verfahren und Methoden) des unternehmensspezifischen Qualitätsmanagementsystems erarbeitet werden. Daraus lassen sich entsprechende Frage- und Checklisten erarbeiten, mit deren Hilfe die vorhandenen Sachverhalte bewertet werden können. Für die Beurteilung spezieller qualitätsbezogener Aktivitäten eignet sich insbesondere die ablauforientierte Durchführung der Audits.

Externe Auditoren sollten sich unbedingt vor Beginn der Audits Kenntnisse über das zu untersuchende Unternehmen oder die betreffende Abteilung verschaffen. Dadurch wird das Verständnis für komplexe fachspezifische Abläufe und die speziellen organisatorischen Bedingungen des Krankenhauses während des Audits erleichtert. Vorab versandte

Fragebögen zur Selbstbeurteilung sind dazu ebenso geeignet wie das Studium hausinterner Broschüren oder wissenschaftlicher Veröffentlichungen. Zusätzliche Informationen ergeben sich durch Betriebsbegehungen, die notwendigerweise vorab mit den betreffenden Abteilungen abgesprochen werden.

Die Betriebsbegehung selbst stellt kein Audit dar, sondern dient dazu die örtlichen Gegebenheiten kennen zu lernen und Eindrücke bezüglich Ausstattung und Einrichtung der Räumlichkeiten zu gewinnen, um letztendlich Schwerpunkte für das nachfolgende Audit festlegen zu können. Besonderes Augenmerk sollte dabei der OP-Einheit, dem Labor, der Röntgenabteilung sowie den Intensivstationen gelten.

Für die Vorbereitung des Audits selbst, ist es zweckmäßig einen, von der Norm DIN ISO 10 011-1 geforderten, Auditplan zu erstellen. Dieser sollte, sofern es sich um ein externes Audit handelt, vom Auftraggeber genehmigt und vorab mit den anderen Auditoren und der Krankenhausleitung abgesprochen werden.

Der Auditplan sollte zweckmäßigerweise folgende Punkte enthalten:

- Auditziele (was soll mit dem Audit erreicht werden ?)
- Auditumfang
- auditiertes Unternehmen
- Verantwortliche (Krankenhausleitung, Qualitätsbeauftragter, Auditorenteam)
- Referenzdokumente (Qualitätsmanagementhandbuch, - Verfahrensanweisungen, geltende DIN ISO-Norm)
- Zeitplan (welche Abteilung / Einrichtung wird wann und wie lange auditiert?)
- Vertraulichkeitsforderung /-zusage
- Hinweis auf die Abschlußbesprechung (Auditergebnisbericht)
- Verteiler
- Auflistung der Auditdokumente (Auditprotokolle, Abweichungsberichte, Auditberichte, Fragen- und Checklisten, Zeitplan, sonstige Unterlagen)

Auditfeststellungen, Auditabweichungen und Abweichungsursachen, Auditbewertung

Grundsätzlich wird bei jedem Audit das unternehmensspezifische Qualitätsmanagementsystem daraufhin untersucht, ob es die Forderungen, der zugrundegelegten Norm, erfüllt oder nicht. Ist dies nicht oder nur teilweise der Fall, so werden die vorhandenen Abweichungen (Nonkonformitäten) und Problemschwerpunkte gesammelt, bewertet und die daraus gezogenen Schlußfolgerungen schriftlich fixiert (Auditfeststellung). Dabei wird differenziert in:

- das Nichterfüllen von Normforderungen
- nicht geeignete Anordnungen (zur Zielerreichung)
- nicht den Anordnungen entsprechende Tätigkeiten
- nicht verwirklichte Anordnungen.

Bei der Auditbewertung werden insbesondere die qualitätsrelevanten Stärken und die erkannten Schwachstellen bzw. Abweichungsarten organisatorischer (Weisungs- oder Durchführungsebene) und technischer Art herausgestellt. Dabei ist nicht die Anzahl der Abweichungen für die Bewertung der Qualitätsfähigkeit entscheidend, sondern deren Bedeutung für die Prozesse und Produkte. Sollten sich bereits in der Vorab-Prüfung der QM-Systemunterlagen gravierende Abweichungen herausstellen, wird kein Audit durchgeführt.

Auf der Grundlage der Auditberichte können, abgesehen von Zertifizierungsaudits - bei denen bereits Ursachenanalysen sehr problematisch sind, Verbesserungs- und Korrekturmaßnahmen erstellt werden. Daneben werden die entsprechenden Verantwortlichen und die Termine für die Umsetzung der Korrekturmaßnahmen (innerhalb von 6 Monaten) bzw. der Folge- und Wiederholungsaudits festgelegt. Nach positivem Abschluß des Zertifizierungsaudits wird ein Zertifikat erteilt, dessen Gültigkeit 3 Jahre beträgt, vorausgesetzt, daß mindestens einmal pro Jahr ein erfolgreiches Überwachungsaudit durchgeführt wird. Für die Verlängerung des Zertifikates ist vor Ablauf der Gültigkeit ein sog. Re-Audit verpflichtend vorgeschrieben.

Beispiele für Abweichungen:

Geringe Abweichungen
- Bei einem Blutdruckmeßgerät war die Eichfrist geringfügig überschritten
- Die Strahlenschutzplaketten des Personals werden nicht korrekt getragen

Größere Abweichungen
- Der Prüfablaufplan für ein Narkosegerät enthält nicht alle Angaben über die zu prüfenden Merkmale
- Das Verfallsdatum von Gebrauchsartikel (Handschuhe, Kompressen) war geringfügig überschritten
- Es kommen Geräte zum Einsatz für die die Anwender nur unvollständig eingewiesen sind.
- Die Gebrauchsanweisungen befinden sich nicht an den Geräten (Gefahrenklasse I)

Erhebliche Abweichungen
- Es sind keinerlei Prüfpläne vorhanden
- Es kommen Medikamente nach dem Verfallsdatum zum Einsatz
- Es existieren keine oder unvollständige Verfahrensanweisungen für qualitätsrelevante Prozesse
- Es gibt keine eindeutige Rückverfolgbarkeit bei sicherheitsrelevanten Produkten (z.B. Blutprodukte)
- Es finden keine Mitarbeiterschulungen statt
- Es existieren keine Sperrlager für defekte Geräte der Gefahrenklasse I

Schematischer Ablauf einer Auditdurchführung

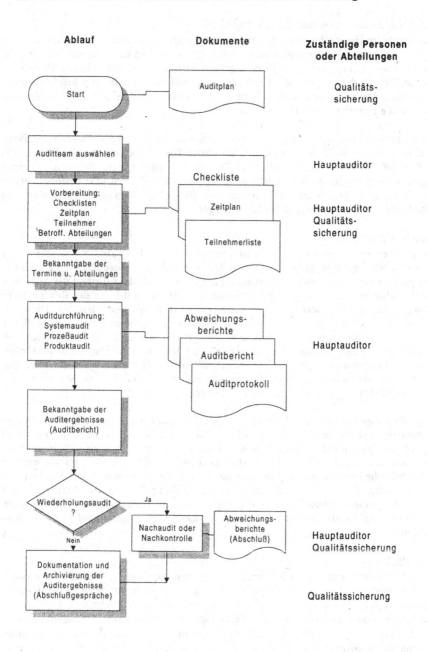

Ablauf	Dokumente	Zuständige Personen oder Abteilungen
Start	Auditplan	Qualitäts-sicherung
Auditteam auswählen		Hauptauditor
Vorbereitung: Checklisten Zeitplan Teilnehmer Betroff. Abteilungen	Checkliste Zeitplan Teilnehmerliste	Hauptauditor Qualitäts-sicherung
Bekanntgabe der Termine u. Abteilungen		
Auditdurchführung: Systemaudit Prozeßaudit Produktaudit	Abweichungs-berichte Auditbericht Auditprotokoll	Hauptauditor
Bekanntgabe der Auditergebnisse (Auditbericht)		
Wiederholungsaudit ? — Ja → Nachaudit oder Nachkontrolle	Abweichungs-berichte (Abschluß)	Hauptauditor Qualitätssicherung
Nein → Dokumentation und Archivierung der Auditergebnisse (Abschlußgespräche)		Qualitätssicherung

Strategische Aufgaben für die Krankenhäuser von morgen

Öffentlichkeitsarbeit und Qualitätspolitik

Was immer im Unternehmen Krankenhaus geschehen wird, es wird aus unterschiedlichen Blickwinkeln und Interessenlagen betrachtet. Patienten wollen eine optimale Versorgung, eine kontinuierliche Verbesserung des Angebotes und ein angenehmes Klima. Die Kassen und der Gesetzgeber wollen Kostenreduzierungen und die Öffentlichkeit Erfolgsberichte. Die niedergelassenen Ärzte wollen Partnerschaften und die Mitarbeiter sichere Arbeitsplätze und ein vertrauensvolles Miteinander.

Die Aufgabe der Geschäftsführung besteht darin, diese unterschiedlichen Interessenlagen in übereinstimmende Qualitätsziele zu überführen. Die Darstellung der Qualitätspolitik, und damit auch das Image des Unternehmens, richtet sich dabei nach innen (mitarbeiterorientiert), als auch nach außen (Öffentlichkeitsarbeit). Sie besteht in erster Linie in einem berechenbaren, föderativen und offenen Verhalten gegenüber den eigenen Mitarbeitern, den Patienten und der Kostenträger.

Kundenorientierung

Noch immer orientieren sich viele Dienstleister nicht hinreichend an den Wünschen Ihrer Patienten. Viele glauben, gute Qualität bereitzustellen, ohne überhaupt die Patientenwünsche genau zu kennen. Dabei definiert sich Qualität gerade als die Fähigkeit des Anbieters, den wichtigsten Anforderungen des Patienten gerecht zu werden. In der Realität klafft hingegen häufig eine Lücke zwischen Patientenanspruch und Dienstleistung. Die Lehrbuchweisheit -der Kunde sei König- sieht in der Realität häufig anders aus. Es muß sich erst noch die Erkenntnis durchsetzen, daß der eigene Erfolg des Unternehmens ganz wesentlich von der Zufriedenheit der Patienten und der Mitarbeiter abhängt. Für die Umsetzung der Patientenwünsche sind letztendlich alle Mitarbeiter verantwortlich. Doch nur wenn diesen Wünschen absolute Priorität eingeräumt wird, können die Mitarbeiter das Prinzip verinnerlichen und auf ihre Arbeit übertragen.

Es ist allerdings nicht einfach, die Patientenbedürfnisse in entsprechende Dienstleistungen umzusetzen. Die Interessen und Ansprüche sind einem steten Wandel unterzogen und äußern sich lange nicht so konkret (non-verbale Verhaltensweisen), als daß daraus konkrete Anforderungen an das Dienstleistungsangebot abzuleiten wären. Daraus ergeben sich erhebliche Interpretationsspielräume für die jeweilige Einrichtung. Das Kardinalproblem in Sachen Patienten- bzw. Kundenorientierung liegt jedoch an den Mitarbeitern und deren mangelnden inneren Überzeugung. In der Praxis, so Hanselmann und Selm, existieren vier Fallstricke, die ein gutes Verhältnis zwischen Unternehmen und Kunden stören können:

1. Eitelkeit:

Der individuelle Wunsch nach persönlicher Anerkennung prägt das Verhalten der einzelnen Mitarbeiter im Umgang mit ihren Kollegen, anderen Abteilungen oder gegenüber externen und internen Kunden. Häufig verbunden ist damit der Verzicht auf die Weitergabe von Informationen und Wissen innerhalb des eigenen Unternehmens. Hinzu kommt, daß, auf den eigene Standpunkt fokussiert, die Effizienz weniger am Output der gesamten Gruppe als am eigenen Output bemessen wird ohne, daß dabei die eigenen Leistungen anhand der gestellten Anforderungen relativiert werden.

2. Einzelkämpfer:
Das Zusammenspiel der Mitarbeiter untereinander muß ebenso wie die Individualität und das Leistungsbestreben des Einzelnen gefördert werden. Hierzu gehört der gegenseitige Gedankenaustausch und das Interesse und die Information über die Arbeit anderer (Mitarbeiterkommunikation). Damit soll erreicht werden, daß jeder vom anderen profitiert, Kenntnisse und Erfahrungen weiter gereicht werden und, daß bereits vorhandene Vorleistungen bewußter in den eigenen Arbeitsprozeß einbezogen werden.

Solange jedoch das erfolgreiche Nachahmen vorhandener Kenntnisse weniger zählt als der Erfindungs- und Pioniergeist, solange können vorhandene Mitarbeiter- und Gruppenpotentiale nicht ausgeschöpft werden. Der Leidtragende ist zum einen das Unternehmen und zum anderen der Kunde bzw. Patient. Dieser honoriert grundsätzlich weniger die Einmaligkeit als die Problemadäquanz einer Lösung. Nicht die eigenen Maßstäbe oder die der Vorgesetzten entscheiden über die Ausführungsqualität, sondern rein die Anforderungen seitens der internen und externen Kunden.

3. Übereifer:
Grundsätzlich besteht die latente Gefahr, daß eine bereits hohe Kundenorientierung auch übersteigert werden kann. Dies ist insbesondere dann der Fall, wenn manche Kunden ein ausgeprägtes Gespür für unlösbare Aufträge und überzogene Ansprüche entwickeln und idealtypischerweise einen ambitionierten Ansprechpartner vorfinden. Derartige Kundenerwartungen lassen sich nur sehr schwer und vor allem zeit- und kostenintensiv erfüllen.

4. Feindbilder:
Die häufig fehlende Informations- und Kommunikationsbereitschaft seitens der Vorgesetzten führt dazu, daß neue unternehmens- oder abteilungsinterne Veränderungen (z.B. veränderte Besuchszeiten, Ambulanzöffnungszeiten, Visiten) mit dem lapidaren Hinweis auf neue Kundenanforderungen begründet werden. Damit wird in den Köpfen der Mitarbeiter leicht ein „Feindbild Kunde" erzeugt, das davon herrührt, daß die veranlaßten Maßnahmen nur ungenügend erläutert oder als fremdbestimmt dargestellt werden.

Zielgerichtete Maßnahmen in Richtung Kundenorientierung können nur dann sinnvoll eingeleitet werden, wenn ein allgemeines Verständnis für die Motivationsfaktoren der Mitarbeiter existiert. Auf diese Art und Weise lassen sich die unterschiedlichen Persönlichkeitsgruppen, Motive und Ziele in einem mehrdimensionalen Anreizsystem berücksichtigen. Derart längerfristig angelegte Maßnahmen und die damit verbundenen strukturellen Lösungen schaffen individuelle Freiräume und zielorientierte Entscheidungsmöglichkeiten für die Mitarbeiter.

Die vier vorrangigen Aspekte die Mitarbeiter zur Kundenorientierung motivieren:

1. emotionale Überzeugung (intrinsische Motivation). Dies bedeutet der Mitarbeiter empfindet Befriedigung und Freude in seiner Funktion als Dienstleister.
2. rationales Verständnis (Informationen und Schulungen mit Beispielen und Argumenten). Es existiert ein instrumenteller Zusammenhang zwischen Kundenorientierung und persönlicher Motivation (Karriere, Entlohnung, Prestige).
3. Akzeptanz vorgegebener Ziele. Ausbildung von Strategien, Leitbildern und Zielfindungsprozessen unter Beteiligung der Mitarbeiter.
4. altruistische Grundeinstellung.

Die Ursachen für die Qualitätsprobleme sind jedoch vielfältiger. Viele Krankenhäuser, beispielsweise, leiden, neben der bereits diskutierten unzureichenden Kundenorientierung, an ihren gravierenden Problemen der Mitarbeiterkommunikation. Ein umfassender Diskurs über Qualitätsanforderungen scheitert an zu vielen Barrieren und Widerständen, oftmals bereits innerhalb einer Fachabteilung. Hinzu kommt, daß es vielen Abteilungen an systematischen Instrumenten fehlt, die in der Lage sind, Qualität zu planen und zu kontrollieren. Es gibt, trotz aller Dementis, zu wenige Standards und Leitlinien. Daraus resultieren bewußte und unbewußte Handlungsspielräume, die von den Mitarbeitern aktiv, zumeist aber unreflektiert und reaktiv genutzt werden.

Strategische Managementaufgaben

Aufgabe des Managements ist die Verifizierung der individuellen Stärken und Schwächen des jeweiligen Krankenhauses. Zu diesem Zweck werden grundsätzlich alle Ressourcen im Hinblick auf ihre Verfügbarkeit und ihre Eignung für strategische Aufgaben untersucht. Losgelöst von externen Faktoren sollen dabei die individuellen Steuerungselemente und die davon abhängigen Aktionsspielräume erfaßt und bewertet werden. Betriebliche Sachbereiche und Führungspotentiale sind gleichermaßen Gegenstand der Bewertung, wobei weniger der Status quo, als vielmehr zukünftige Entwicklungsmöglichkeiten in Vordergrund der Betrachtung stehen. Die Effizienz des Systems ist von der Existenz relevanter Kenngrößen und gesundheitsökonomischer Daten abhängig. Sie bilden die Grundlage zum Vergleich von Alternativen und liefern den Entscheidungsträgern unabdingbare Hilfen. Die anschließende Entscheidung über die Positionierung und die wesentlichen Geschäftsprozesse obliegt dem Management und darf keinesfalls dem Kräftespiel innerhalb der Organisation oder jeweiliger Machtpositionen einzelner Fachbereiche überlassen werden.

Die Notwendigkeit einer langfristig ausgerichteten Unternehmensstrategie wird nicht unwesentlich bestimmt, durch die jeweils generell vorherrschenden Werte und gesellschaftlichen Maßstäbe. Jede Strategie muß von daher notwendigerweise durch ein entsprechendes Unternehmenskonzept unterlegt und dauerhaft überprüft werden. Für das Krankenhaus bedeutet dies, das richtige Produkt (Beratungs- und Behandlungskompetenz), zur richtigen Zeit und am richtigen Ort anbieten zu können. Eine Strategie, die nur mit dem Ziel, das eigene Überleben zu sichern entwickelt und verfolgt wird, ist kaum dafür geeignet Potentiale des Unternehmens und der Mitarbeiter zu mobilisieren.

Die Ausgangsbasis für strategische Unternehmensentscheidungen bilden neben den noch näher zu beschreibenden krankenhausinternen Informationen, detaillierte Analysen über relevante Umweltbedingungen und deren zu erwartende Veränderungen. Gerade diese Veränderungen gilt es frühzeitig zu erkennen, ihre Auswirkungen zu prognostizieren und letztendlich in den Planungsprozeß zu integrieren, um damit konkrete Maßnahmen ableiten zu können. So spielen Angaben über das Bevölkerungswachstum und der demographische Zustand ebenso eine Rolle wie verschiedenste Entwicklungstendenzen im Hinblick auf

- Patientenpräferenzen
- Versicherungsstatus der Einzugsbevölkerung
- Einweisungsverhalten der niedergelassenen Ärzte
- Überweisungsverhalten und Kapazitäten anderer Institutionen des stationären Sektors
- Struktur des ambulanten Sektors (Organisation des Notfalldienstes)
- Struktur der stationären Versorgung (Nachbarkrankenhäuser, Altenheime, Privatkliniken)

- Medizintechnologie
- Finanzierungspraxis der übergeordneten Behörden, der Kranken- und Unfallversicherungen, des Staates
- Absichten und Zielsetzung des Trägers (Kirche, Öffentliche Hand)
- Arbeitsmarktdaten (Arbeitszeitverkürzung, Arbeitslosigkeit).

> Eine bessere Verzahnung von ambulanter und stationärer Versorgung wird allgemein als medizinisch notwendig und ökonomisch sinnvoll angesehen. Dieses Ziel wurde bereits 1992 im Gesundheitsstrukturgesetz explizit diskutiert. Schätzungen zufolge sollte durch die Einführung der vor- und nachstationären Behandlung und das ambulante Operieren ein Einsparpotential von bis zu 30% der Kosten, von derzeit rund 250 Milliarden Mark erreicht werden. Von diesen Möglichkeiten haben die Krankenhäuser aber bisher nicht in dem erhofften Maße Gebrauch gemacht, so daß die letztendlich erreichten Einsparungen bislang er ernüchternd wirkten. Die Gründe für die Zurückhaltung der einzelnen Krankenhäuser sind vielfältig. Zum einen sind es finanzielle oder betriebsinterne Gründe, zum anderen sind es die Widerstände durch die niedergelassenen Ärzte, die die Bemühungen als „Verzahnungswahn" verurteilen.

Die Ergebnisse der Umwelt- und Krankenhausanalyse fließen in die Situationsanalyse ein, wo sie miteinander in Beziehung gesetzt, die strategische Ausgangsposition des Krankenhauses kennzeichnen. Die Gewichtung der einzelnen Faktoren ist von der jeweiligen Situation des Krankenhauses abhängig und muß im Einzelfall durch die Verantwortlichen definiert werden. Im Anschluß daran werden, orientierend an der jeweiligen Größe und dem Grad der Leistungsdifferenzierung, strategische Geschäftseinheiten (in der Regel Fachabteilungen) festgelegt. Diese wiederum werden zum Zweck der Positionierung in einer Portfolio-Matrix, so v. Reibnitz, in eine funktionale Beziehung zwischen Erfolgsfaktoren und den angestrebten Zielen gesetzt. Die Erfolgsfaktoren werden dabei in zwei Dimensionen dargestellt, in Marktattraktivität und relative Wettbewerbsstärke. Die Größendarstellung der einzelnen Einheiten erfolgt in Abhängigkeit ihres Umsatzanteils zum Gesamtumsatz, die Bewertung an sich in die Kategorien hoch - mittel und tief.

Ziel dieser Positionierung ist die Ableitung zukunftsorientierter „Grobstrategien". Sind strategische Verbesserungen einzelner Geschäftseinheiten im Portfolio nicht oder nur begrenzt möglich, muß untersucht werden, ob schlecht positionierte Bereiche zu Gunsten Lukrativerer aufgegeben, oder falls dies aus irgendwelchen Gründen (Versorgungsauftrag) nicht möglich sein sollte, zumindest deren Anteil am Gesamtumsatz (Desinvestition) reduziert werden kann.

Die Ergebnisse der Portfolioanalyse bilden zudem die Grundlage für die Ableitung funktionaler Strategien für jede strategische Geschäftseinheit. Damit wird verhindert, daß Zeit und (finanzielle) Ressourcen in Bereiche investiert werden, die ungünstige Entwicklungsperspektiven aufweisen oder sich schon zum gegenwärtigen Zeitpunkt in einer ungünstigen strategischen Ausgangsposition befinden. Die Verteilung der zur Verfügung stehenden Mittel sollte sich demnach an der strategischen Zielsetzung des Hauses und weniger an der aktuellen Stellung des Bereiches orientieren. Ziel der Gesamtstrategie für das Krankenhaus ist es, vorhandene Stärken weiter auszubauen („Kernkompetenzen") und damit sich bietende Marktchancen konsequent zu nutzen, und andererseits drohende Gefahren, durch die frühzeitige Beseitigung von Schwächen, abzuwenden.

Kostensenkungspotential im Krankenhaus

Strategischer Kostensenkungsansatz

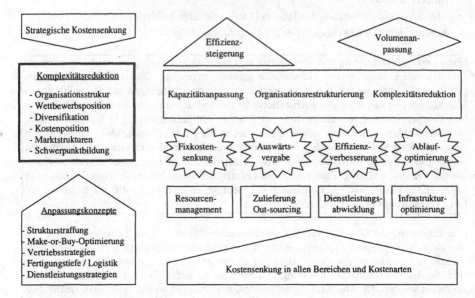

Abb. 9: Kostensenkungspotential im Krankenhaus

Bei der Optimierung der Angebotsstruktur werden sich leistungsfähige und wirtschaftliche Krankenhäuser gegenüber den anderen durchsetzen. Dies werden in erster Linie diejenigen Häuser sein, die Transparenz über Qualität und Wirtschaftlichkeit ihrer Leistungen herstellen und den indikations- und fallbezogenen Vergleich mit ihren Mitbewerbern nicht scheuen. Es werden die Häuser sein, deren Aufbau- und Ablauforganisation zu einer Reduzierung der Verweildauer und zu einer Senkung der Fallkosten beiträgt, und die konsequent mit den niedergelassenen Ärzten kooperieren

> Eine elegante, wenn auch selten angewandte Möglichkeit die eigenen Strukturen und Abläufe zu hinterfragen, bietet sich durch die Einbeziehung externer Berater. Diese von außen ins Unternehmen kommenden Supervisanten sind weder emotional noch sonst in irgendeiner Form involviert so, daß sie Geschehnisse und Strukturen wertfrei analysieren und wertvolle Anregungen und Hinweise für Verbesserungen geben können. Die Hauptansatzpunkte ihrer zumeist Coaching-Funktionen liegen in den Bereichen der Führungskräfte- und Teamentwicklung, der Trainerqualifizierung sowie in der Vermittlung von methodischer Kompetenz und des Selbstmanagements. Zu ihren weiteren Funktionen zählt das Erarbeiten von Strategiepapieren, die Bestimmung von Erfolgsfaktoren des Unternehmens oder die Einführung von kooperativen Zielvereinbarungen und die Erweiterung der sozialen Kompetenz von Mitarbeitern und Führungskräften.

Exkurs.

In einer Umfrage des International Institute for Management Development wurden weltweit Manager verschiedenster Branchen nach jenen Veränderungen befragt, die ihrer Meinung nach den größten und nachhaltigsten Einfluß auf ihre Unternehmen haben und deshalb das Management vor die größten Probleme stellen. An der Spitze der Rangliste stehen erstens der Preisdruck, zweitens der allgemein härtere Wettbewerb und drittens die wachsende Bedeutung des Kundendienstes, im Sinne einer umfassenden Kundenbetreuung. Interessanterweise und hier sind sich alle Befragten einig, bemühen sich die meisten Unternehmen einen Wettbewerbsvorteil dadurch herauszuarbeiten, indem sie ihre Produkte von anderen abgrenzen und die Dienstleistungen für ihre Kunden verstärken. Diese Unternehmen sehen den Grund des Preisdrucks in der Tatsache begründet, daß sich die Produkte allgemein immer mehr gleichen.

Nach den größten Herausforderungen im eigenen Unternehmen befragt, waren sich die Manager weitgehend einig. Danach sind die derzeit wichtigsten Aufgaben für das Management Qualitätsverbesserungen von allen Produkten und Dienstleistungen, die Entwicklung neuer Produkte und die Nähe zu den Kunden und die Verbesserung der Kundendienste. In allen Branchen versucht man den Wettbewerbsdruck und den Preis- und Margenzerfall mit neuen und verbesserten Produkten und Dienstleistungen zu begegnen. Kundenzufriedenheit ist einer der Schlüsselbegriffe in den von einem steten Wandel geprägten Märkten. Dies gilt insbesondere für alle Dienstleistungsunternehmen. Langfristige strategische Perspektiven, so die Auffassung, sind nur durch eine marktnahe, ergebnisorientierte und strategische Ausprägungen des Unternehmens zu realisieren, was bedeutet, daß das Unternehmen als Ganzes schnell auf die Bedürfnisse des Marktes reagieren oder diese sogar vorweg nehmen kann.

Strategische Aufgaben für das Krankenhausmanagement

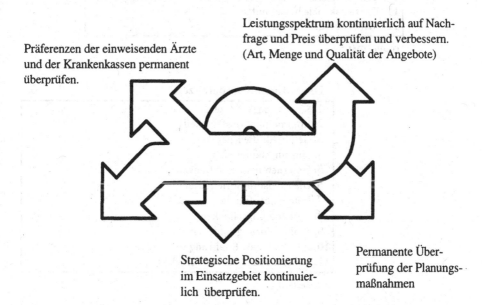

Präferenzen der einweisenden Ärzte und der Krankenkassen permanent überprüfen.

Leistungsspektrum kontinuierlich auf Nachfrage und Preis überprüfen und verbessern. (Art, Menge und Qualität der Angebote)

Strategische Positionierung im Einsatzgebiet kontinuierlich überprüfen.

Permanente Überprüfung der Planungsmaßnahmen

Abb. 10: Strategische Aufgaben für das Management

Die Trends

1. Zunehmender Preiskampf
2. Härterer Wettbewerb
3. Größere Bedeutung des Dienstes am Kunden
4. Steigende Produktqualität
5. Schnellere Folge von Produktinnovationen
6. Wechselnde Bedürfnisse der Kunden
7. Neue Marktsegmente
8. Steigendes Umweltbewußtsein
9. Größere Reglementierungsdichte

Quelle: IMD (Institute for Management Development. Lusanne)

Die Herausforderungen

1. Produkt- und Servicequalität steigern
2. Neue Dienstleistungen entwickeln
3. Mit den Erwartungen der Kunden Schritt halten
4. Die Konkurrenz beobachten
5. Schnittstellen mit anderen Fachbereichen verbessern
6. Eine Marketingkultur im Unternehmen schaffen
7. Im Preiskampf mithalten
8. Neue Segmente erschließen
9. Die Gelder effektiver einsetzen
10. Unternehmensimage besser von anderen differenzieren
11. Vertriebskanäle besser nutzen
12. Wirkungsvoller werben

Quelle : IDM

Die nötigen Kompetenzen

1. Strategisches Denken
2. Kommunikationsfähigkeit
3. Gefühl für die Kunden
4. Führungsfähigkeit
5. Unternehmerisches Denken
6. Dienstleistungsorientierung
7. Innovationsfreude
8. Verhandlungsfähigkeit
9. Problemlösungsfähigkeit
10. Internationale Erfahrung
11. General-Management-Fähigkeiten

Quelle: IMD

... von den Besten lernen

Ein Vergleich mit den Besten und das Lernen von den führenden Unternehmen durch Benchmarking beruht auf dem strategischen Interesse, bessere Prozesse und Methoden zu entdecken, zu verstehen und in einer dem eigenen Unternehmen entsprechenden Form umzusetzen. Hauptaufgabe des Benchmarkings ist es, herauszufinden warum andere Unternehmen etwas besser machen, inwieweit daraus Optimierungsmöglichkeiten für die eigenen Geschäftsprozesse resultieren und Anhaltspunkte für strategische Unternehmensentscheidungen gewonnen werden können.

Benchmarking im eigentlichen Sinne, bedeutet eine systematische Suche nach rationellen Vorgehensweisen und besseren Lösungen für detaillierte Problemfelder und Prozesse außerhalb des eigenen Unternehmens bzw. der eigenen Branche (z.B. Hotelbetrieb, Speditionsunternehmen). Dabei sind nicht die Unterschiede zu anderen der Schwerpunkt der Untersuchung, sondern die gezielte Identifikation von Vorgehensweisen und Umsetzungspraktiken, die deren überdurchschnittlichen Wettbewerbsvorteil begründen. Der direkte Nutzen des Benchmarkings besteht demnach in der Analyse und Definition von Bestleistungen, der Identifikation von unternehmenseigenen Leistungsdefiziten und der Bewertung von Lösungsalternativen. Der Blick über den eigenen Tellerrand soll neue Ideen und Impulse für die eigene Organisation vermitteln und darüber hinaus dazu beitragen, die eigene Prozesse und Erfolgsfaktoren kontinuierlich und kritisch zu hinterfragen.

Als Vergleichsobjekt können sowohl Wettbewerber als auch branchenfremde Organisationen herangezogen werden. Ausschlaggebend für den Erfolg des gesamten Benchmarking-Projektes ist die richtige Auswahl des Benchmarking-Partners, wobei nicht immer die medienorientierten Vertreter auch die geeignetsten Kandidaten darstellen. Der Trend geht allgemein in Richtung auf ein branchenübergreifendes Prozeß-Benchmarking. Hierbei sind weniger allgemeine Übereinstimmungen der Unternehmen, wie beispielsweise die Branche oder die Produkte, ein Kriterium für die Vergleichbarkeit, als vielmehr Ähnlichkeiten oder Kongruenzen von Geschäftsprozessen. Prozeß-Benchmarking macht nur dann einen Sinn, wenn die betrachteten Prozesse vergleichbar, die angewandten Praktiken und Techniken übertragbar und die Ideallösungen auf die eigenen Prozesse adaptierbar sind. Dies bedeutet, daß existente und in der Praxis bewährte Lösungen branchenunabhängig untersucht und die Voraussetzungen für die Übertragbarkeit auf die eigenen Geschäftsprozesse verifiziert werden müssen. Schwierigkeiten in der Umsetzung treten insbesondere dann auf, wenn die Informationsbeschaffung nicht oder nur unzulänglich betrieben wurde, Zielsetzungen und -vereinbarungen unzureichend vorhanden sind oder die eigenen unternehmensinternen Prozeßanalysen nicht ausreichend detailliert durchgeführt wurden.

Externe Benchmarking-Aktivitäten mit potentiellen Wettbewerbern, insbesondere im Klinik- oder niedergelassenen Bereich, gestalten sich äußerst schwierig. Zum einen stehen in den meisten Fällen keine validen Prozeßdaten zur Verfügung, zum anderen dürften der Grad der Offenheit, Beispiel Qualitätssicherung oder Fallpauschalen-Vergütung, eher gering ausfallen. Hinzu kommt die Frage der Qualität solcher Daten, zumal bislang nur wenige Organisationen über entsprechende Qualitäts- und Controlling-Abteilungen verfügen, respektive bereit sein werden solche Daten für interne, geschweige denn für externe Vergleiche, offenzulegen. Es ist weniger die Angst vor Begehrlichkeiten seitens der Kassen oder des Gesetzgebers, als vielmehr das nur schwer nachvollziehbare Bedürfnis vieler Krankenhausverwaltungen die Ärzteschaft und die Pflege von solchen Zahlenwerken fern zu halten. Über die Hintergründe darf spekuliert werden.

Das „Kapital" Mitarbeiter

Im Gegensatz zur Industrie sind Dienstleistungsunternehmen weit mehr von der Qualität ihrer Mitarbeiter, deren Identifikation mit dem Qualitätsmanagement und deren aktiver Mitarbeit abhängig. Das bedeutet für den einzelnen Mitarbeiter nicht nur, daß ihm per Unternehmensleitbild Qualität vermittelt wird. Er soll für seine Position konkrete Qualitätsziele ableiten können, und je nach Resultat entsprechende Rückmeldungen erhalten. Unter diesem Aspekt müssen Unternehmen ihren fähigen Mitarbeitern mehr Freiräume gewähren um Entscheidungen im Sinn der Patienten eigenständig treffen und unmittelbar umsetzen zu können. Voraussetzung hierzu ist die nachhaltige Delegation von Verantwortung und die Beteiligung der Mitarbeiter an Entscheidungsprozessen (partizipativer Führungsstil). Führungsinstrumente und -methoden treten dabei in den Vordergrund. „Führen durch Zielvereinbarungen", „aktive Problemanalyse", oder „zielorientierte Maßnahmenplanung" seien hierzu nur exemplarisch genannt.

Die Aufgabe des Managements ist es, das Servicekonzept und die Rahmenbedingungen für eine patientenorientierte Servicestrategie festzulegen. Neben der Definition der Qualitätspolitik (Unternehmensvision und Mehrjahresziele) beinhaltet dies, eingehende Analysen der eigenen Dienstleistungsspezifikation, der Patientensegmentierung und insbesondere der patientenorientierten Ausrichtung der Aufbau- und Ablauforganisation. Ebenso muß das eigene Erscheinungsbild gegenüber der Öffentlichkeit und den eigenen Mitarbeitern (Corporate identity) hinterfragt werden. Weitere Schwerpunkte des management reviews bilden Analysen etablierter Projektmanagementprozesse im Hinblick auf professionelle Organisation und auf operative Qualitätsdefizite, die diese Prozesse verursachen. Die Durchführung von Patienten-, Mitarbeiter und Partnerbefragungen (niedergelassene Ärzteschaft, Zulieferer, Krankenkassen) sind dabei ebenso erforderlich wie regelmäßige Benchmarking-Projekte für konkrete Serviceleistungen oder Prozesse. Nicht zu vergessen sind die Funktionen des Beschwerdemanagements (Anzahl, Art, Ursachen) als auch die Bewertung des Mitarbeiterverhaltens im Hinblick auf ihr Patientenkontaktverhaltens.

Durch die Gestaltung des im Unternehmen vorhandenen Wertesystems kann die Dienstleistungsmentalität aktiv beeinflußt werden. Studien zeigen daß ein Zusammenhang zwischen der Unternehmenskultur und dem Unternehmenserfolg besteht. Hieraus ergeben sich drei wesentliche Handlungsfelder:

- **Innovationskultur:** Entwicklung neuer und Verbesserung vorhandener Dienstleistungen durch die Mitarbeiter
- **Interaktionskultur:** Schaffung patientenorientierter Infrastrukturen unter Nutzung moderner Informations- und Kommunikationstechnologien
- **Kooperationskultur:** Aufbau und Entwicklung von unternehmensübergreifenden Dienstleistungskooperationen für ganzheitliche und wirtschaftliche Problemlösungen

---

Personalqualifikation und -motivation als Schrittmacher

Im Qualitätsmanagement als einer ertragsorientierten Unternehmensstrategie gilt Personalqualifikation und -motivation als entscheidendes Leistungspotential. Dieses Potential zu erschließen ist die originäre Aufgabe des Managements. In einer möglichst hohen Qualifikation und Motivation der Mitarbeiter sowie deren Organisation, liegt die Grundlage der Wettbewerbsfähigkeit des Krankenhauses und seiner Dienstleistungen.

Ziel dieses umfassenden Qualitätsdenkens ist es, Fehlleistungen vorausschauend zu vermeiden. Jeder Mitarbeiter muß wissen, welche Voraussetzungen für eine fehlerfreie Arbeit notwendig sind, wie er seinen Arbeitsprozeß wirtschaftlich gestalten kann und welches Ergebnis er zu erreichen hat. Es gilt das Prinzip: Jeder Mitarbeiter ist Kunde und Prüfer zugleich, d.h. er nimmt keine Fehler aus vorhergehenden Dienstleistungsschritten an und gibt auch keine Fehlleistungen weiter. So entsteht eine interne Kunden-Lieferanten-Kette, die auf eine fehlerfreie Bereitstellung sämtlicher Leistungen des Krankenhauses ausgerichtet ist. Um diesem hohen Anspruch gerecht zu werden, müssen alle Beteiligten im Team und im Umfeld mit dem Qualitätsverbesserungsprozeß vertraut sein. Die Voraussetzung die Potentiale der Wertschöpfungsketten nutzen zu können, ist eine auf die Aufgabenstruktur abgestimmte Mitarbeiterstruktur mit entsprechendem Qualitätsniveau und spezifischem Autonomiegrad.

Gerade in diesem Zusammenhang erscheint bedenklich, daß die meisten Mitarbeiter, die selbstverantwortlich für Qualität sorgen sollen, nur selten oder in geringem Umfang in der Anwendung von QM-Methoden ausgebildet sind. So kommt es zwangsläufig dazu, daß grundlegende Fehler nicht erkannt werden, oder daß schwerwiegende Fehler erneut auftreten können, da keine oder nur insuffiziente Analysen der Fehlerursachen stattfinden. Qualifizierungsmaßnahmen sollen dem Mitarbeiter hierzu das fachliche Wissen vermitteln, um ihn in die Lage zu versetzen, die Lösungen und Problembereiche einer Aufgabenstellung theoretisch zu durchdenken, Zwischenstufen gedanklich vorwegzunehmen und sie anderen verständlich zu machen. Neben der Vermittlung von fachlichem Hintergrundwissen, sind detaillierte Kenntnisse über Managementtechniken (Präsentations-, Problemlösungs,- Moderationstechniken) unabdingbare Voraussetzung. Hinzu kommt die Notwendigkeit qualitativer Zielvorgaben durch entsprechende Stellenbeschreibungen und detaillierte Anforderungsprofile. Sie sind die Grundvoraussetzung dafür, daß sowohl Qualifikation als auch vorhandener Weiterbildungsbedarf der Mitarbeiter beurteilt und verifiziert werden kann.

Angesichts des dynamischen Wandels von Bedingungen und der Komplexität der Tätigkeitsspektren wird deutlich, daß für die Mitarbeiter eine einmalige Kompetenzvermittlung keinesfalls ausreichend ist, um den an sie gestellten Anforderungen nachhaltig gerecht zu werden. Es sind vielmehr kontinuierliche, berufsbegleitende Aus- und Weiterbildungsmaßnahmen erforderlich, die eine nachhaltige Sicherstellung einmal erworbener Kompetenzen gewährleisten. Dabei sollten neben manuellen und fachlichen Fähigkeiten, auch die soziale und methodische Kompetenz berücksichtigt werden. Ziel dabei ist es, dezentralen Einheiten (mittlere Führungsebene), in beschränktem Umfang, autonome Verantwortungs- und Entscheidungskompetenz zu übertragen. Damit verbunden ist die Schaffung horizontaler oder flacher Organisationsstrukturen, mit denen wesentlich schneller und flexibler auf die steigende Dynamik des Dienstleistungssektors reagiert werden kann. Vorhandene Hierarchien werden nicht vollständig verschwinden, sie werden aber zu einer flachen Struktur mit wenigen Ebenen, reduziert werden.

Die Reorganisation der indirekten Bereiche im Krankenhaus hat das primäre Ziel, bürokratische Formen der Kooperation aufzubrechen und damit die bereichsübergreifende Kooperation zu fördern. Dies geschieht vor allem durch eine Intensivierung der Projekt- und Teamorganisation, wobei die Funktionsteilung zwischen den beteiligten Bereichen unverändert bleibt. Für das mittlere Management bedeutet dies mehr Verantwortung zu übernehmen und letztendlich neben Initiative und Kreativität, ein höheres Belastungsvermögen beweisen zu müssen. Zudem wird ihm die Aufgabe zuteil als Bindeglied zwischen Krankenhausleitung und operativer Ebene zu fungieren.

Leistungsverdichtung und die Folgen

Indem traditionelle Organisationsstrukturen mit klar definierten Zuständigkeitsbereichen durch dynamische Managementstrukturen abgelöst werden, entstehen sowohl für die Beschäftigten als auch für die Vorgesetzen Grauzonen hinsichtlich ihrer Entscheidungskompetenz. Trotz der Prämisse eigenverantwortliches Handeln zu fördern, wird oftmals, bewußt oder unbewußt, vermieden individuelle Entscheidungsspielräume (Facharztstatus) klar zu definieren.

Nahezu jede Entscheidungsdelegation beinhaltet für den einzelnen Mitarbeiter auch eine Aufgabenerweiterung und damit auch Mehrarbeit, Zusatzbelastung und Leistungsverdichtung. Diese neu hinzugekommenen Aufgaben, die meist ohne zusätzliche ideelle oder materielle Anerkennung übertragen werden, haben üblicherweise eine Ausdehnung der Arbeitszeit über die Normalarbeitszeit hinaus zur Folge. Gleichzeitig werden mit dieser Reorganisation Personalabbauaktivitäten verknüpft. Für den Mitarbeiter entstehen, durch den Zwang die eigene Daseinsberechtigung im Unternehmen kontinuierlich unter Beweis stellen zu müssen unnötige psychische und physische Belastungssituationen. Das was als Zielvereinbarungen propagiert wird, entpuppt sich beim näheren Hinsehen oftmals als direktive Vorgaben und Partizipation bedeutet vorwiegend die Beteiligung an Rationalisierungsmaßnahmen statt an Entscheidungsprozessen. Hinzu kommt, daß durch den Abbau vorhandener Hierarchien die beruflichen Entwicklungs- und Karrieremöglichkeiten und damit verbunden auch wesentliche Anreize für jegliche Mehrarbeit verloren gehen.

Aus funktionaler Perspektive sind diese Entwicklungen spätestens dann problematisch, wenn sie die organisatorische und technische Prozeßsicherheit des Krankenhauses gefährden. Dies ist insbesondere dann der Fall, wenn von minderqualifizierten Mitarbeitern (z.B. Ärzte im Praktikum) erwartet wird, daß sie in größerem Umfang indirekte Funktionen übernehmen und hierzu weder zeitliche noch personelle Kapazitäten vorhanden sind, während andererseits die personell ausgedünnten indirekten Bereiche (Oberärzte) aus Kapazitätsgründen keinen wirksamen Beitrag zur präventiven Qualitätssicherung leisten können und statt dessen auf die Delegation von Aufgaben und Verantwortlichkeiten drängen. In dem Maße, in dem die Dysfunktionalität der vertikalen Arbeitsteilung zu Gunsten verstärkter Selbstregulierungsprozesse verlassen wird, wachsen gleichzeitig die Widerstände gegen Reorganisationsmaßnahmen, da von diesen, auf mittlerer Managementebene, ein Verlust an Einflußmöglichkeiten befürchtet wird. Diese Befürchtungen sind nicht unbegründet zumal je mehr sich deren Führungsaufgabe vom Anweisen und von der direkten Kontrolle in Richtung Organisation selbststeuernder Prozesse verlagert, desto eher können gerade deren Funktionen abgebaut werden. Angesichts dessen überrascht es nicht, daß sich in diesem Personalsegment die engagiertesten Promotoren, aber auch die größten Blockierer der Reorganisation befinden. Unter dem zur Zeit ablaufenden Revirement haben sie, wie die Stellenanzeigen im Deutschen Ärzteblatt offenbaren, am meisten zu leiden.

Prozeßorientierung

Vorrang der Geschäftsprozesse vor der funktionalen Gliederung des Unternehmens

⇒ qualitätsfähige Prozesse durch Überwindung tradierter Bereichs- und Abteilungsgrenzen

⇒ Vermeidung von Zeit-, Informations- und Qualitätsverlusten

⇒ Integration dezentral verteilten Wissens und Synergie durch interdisziplinäre Kommunikation

Übergang des Qualitätsmanagements von der traditionellen produktbezogenen Qualitätssicherung zum Prozeßmanagement

⇒ „Stimmen die Prozesse, dann stimmt auch das Produkt"

Verhaltensänderung

Management

⇒ „vom Anweisen zum Coachen"

⇒ offene Kommunikation

⇒ breitere Beteiligung der Beschäftigten an Entscheidungsprozessen

Beschäftigte

⇒ stärkere Identifikation mit dem Unternehmen, dem Produkt und der Arbeit

⇒ kosten- und qualitätsbewußtes Denken und Handeln

⇒ höheres Engagement bei der Ausschöpfung von Verbesserungsmöglichkeiten

---

Quelle: P. Kalkowski in: Organisation und Mitarbeiter im TQM

Passiver Widerstand

Die häufigste Reaktion der Mitarbeiter auf die Ankündigung von Neuorganisationen ist Verunsicherung. Die Angst um den eigenen Arbeitsplatz steht hierbei im Vordergrund, dicht gefolgt von der Befürchtung, den neuen Anforderungen nicht gewachsen zu sein. Die Folgen davon sind Angst, Passivität, Frustration òder sogar Widerstand. Die Mitarbeiter benutzen dabei bewußt oder unbewußt verschiedene Strategien für ihren, meist passiven, Widerstand. Abwarten, ins Leere laufen lassen, verzögern. Diese Methoden sind sehr effektiv wenn es darum geht Reorganisationsprozesse zu unterlaufen, und damit das Prinzip der Selbstorganisation des Qualitätsmanagements ad absurdum zu führen.

Hemmende Faktoren im Rahmen der Einführung eines Qualitätsmanagements

- Angst der Mitarbeiter vor Neuerungen
- Verunsicherung durch nicht zutreffende Normforderungen
- Falsches Verständnis von Audits (Kontrollinstanz)
- Unzureichender Informationsstand
- Mangelnde Motivation der Führungskräfte

Viele Führungskräfte sind ebenfalls nicht in der Lage mit den zukünftigen Unsicherheiten konstruktiv umzugehen. Es geht nicht mehr darum, im Management Unsicherheiten zu überwinden, sondern in und mit Ungewißheiten handlungsfähig zu bleiben. Die ständig schnelleren Veränderungen der Strukturen machen ein flexibles Handeln unabdingbar. Bewährte Wege müssen verlassen werden, wobei neue Lösungen immer bestreitbar und risikobehaftet sein werden.

Eine konsequente Selbstorganisation des Qualitätsmanagements kann nur dann effizient umgesetzt werden, wenn die Mitarbeiter diese mit tragen. Die anstehenden Reorganisationsprozesse dienen dabei nicht allein der Steigerung der Produktivität, der Arbeitsleistung oder des Profits, sondern ebenso der Humanisierung der Arbeitswelt.

Ein derartiges Managen von sozialen Prozessen gilt als Zukunftstugend des Managements. Vorgesetzte müssen zuhören, die Teilnehmer beobachten, einbinden und fördern können. Diese Prämissen sind oft wichtiger als inhaltliche Diskussionen oder die Vorgabe von Zielen. Die Bereitschaft seitens der Führungsmannschaft Manöverkritik hinzunehmen und gegebenenfalls Machtvorteile zu verlieren, wird von Seiten der Mitarbeiter durch Eigeninitiative, Kreativität, Verantwortungsbewußtsein und dem pünktlichen Erfüllen von Zielvereinbarungen honoriert.

Die Erfahrung zeigt, daß gerade die Motivation der Mitarbeiter ein äußerst kritischer Faktor für den Erfolg des Qualitätsmanagementsystems darstellt. Empirische Untersuchungen zeigten, daß diese Umstände den Führungskräften zwar im wesentlichen bekannt sind, eine Umsetzung dieses Wissens in reale Handlungsanleitungen aber nicht stattfindet. Dies offenbart, daß die meisten Verantwortlichen keine differenzierten Erkenntnisse über die Einflußfaktoren der Motivation besitzen und dadurch den Faktoren und Problemsituationen im Einführungsprozeß des QM-Systems keine adäquaten motivationsfördernden Maßnahmen zuordnen können.

Das Einbeziehen der Mitarbeiters in das Qualitätsmanagement setzt einen Wandel in der Krankenhauskultur voraus. Um vor den kritischen Augen der Patienten als auch der Kostenträger bestehen zu können, muß eine überzeugte, das Krankenhaus kunden- und qualitätsorientiert steuernde Geschäftsleitung die notwendigen Impulse für Qualitätspolitik, - strategie und -ziele geben. Alle vorgesetzten Hierarchieebenen müssen lernen, ihre Führungsrolle neu zu verstehen und Fehler der Mitarbeiter nach den Ursachen und nicht nach dem Schuldprinzip zu beurteilen

Ziel der Krankenhausleitung muß es daher sein, insbesondere das Betriebsklima, die Arbeitsbedingungen und die Organisationsstrukturen so zu gestalten, daß sich bei den Mitarbeitern das Qualitätsbewußtsein langfristig etabliert und bestehende qualitätsorientierte Motive in konkreten Arbeitssituationen stets aufs Neue aktiviert werden. Unter diesem Aspekt werden Planung, Ausführung und Kontrolle von Dienstleistungsprozessen zusammengeführt, wodurch die individuelle Selbstverantwortlichkeit wächst und die Fremdkontrolle durch Selbstkontrolle ersetzt werden kann. Voraussetzung ist allerdings, daß derartige Maßnahmen zuvor mit den zu qualifizierenden Mitarbeitern abgestimmt wurden, d.h. von diesen mitgetragen werden. Eine Überforderung sollte unter allen Umständen vermieden werden.

Die Motivation als solches wird durch verschiedenste Faktoren gefördert bzw. bestimmt:

- Bedeutsamkeit und Beherrschbarkeit der Aufgabe / Dienstleistung
- Häufigkeit der Anforderungswechsel / Aufgabenerweiterung (Job Enlargement und Job Enrichment)
- Identifikation mit den Aufgaben, dem Unternehmen und seiner Zielsetzung (Corporate Identity)
- Autonomie / Selbstbestimmung und Entscheidungsfreiräume am Arbeitsplatz
- Interaktion zwischen Mitarbeitern, Soziale Kompetenz durch Projektgruppen / Gruppenarbeiten
- Sachliche und personelle Rückmeldungen (Lernstatt und Qualitätszirkelkonzepte, Teamentwicklung)
- Finanzielle Anreize
- Arbeitsplatzsicherheit
- Perspektive zur eigenen Weiterbildung / Aufstieg innerhalb der Firma
- Soziales Prestige
- Qualifizierungsmaßnahmen in Abstimmung mit den zu qualifizierenden Mitarbeitern
- Praxisnähe der Fortbildung
- Persönlichkeitsentfaltung, Selbstverwirklichung

Störfaktoren bei der Organisationsveränderung

Die Analyse und Auswertung zahlreicher abgeschlossener Projekte zum Aufbau und zur Implementierung von Qualitätsmanagementsystemen zeigt deutlich, daß die angestrebten Ziele oft nur zum Teil erreicht wurden. Die Effektivität der Projektarbeit wird durch typische, häufig zu beobachtende Störfaktoren beeinträchtigt. Wesentliche Hinderungsgründe sind dabei:

- Die Umgestaltung vorhandener Hierarchien (Führungsebene - Verwaltung, Chefärzte, Pflegedienstleitung) ist von vornherein ausgeschlossen, d.h. scheinbar bewährte Organisationsstrukturen stehen nicht zur Disposition
- Theoretische, wenig krankenhaustaugliche Modelle, werden verbindlich übernommen und fixieren von vornherein die zukünftige Aufbau- und Ablauforganisation
- Die falsche Zusammensetzung von Projektteams führt zu persönlichen (menschlichen) Problemen und verringert die Effektivität der gemeinsamen Arbeit
- Starke Eigeninteressen, Streben nach Profilierung und „Arbeitsplatzsicherung" werden in den Vordergrund und damit über die Projekt- und Krankenhausinteressen gestellt
- Fehlende Motivation und Überzeugung auf Seiten der Führungsebene führt zur Demotivation der Mitarbeiter.
- Blinde Anwendung sog. Musterlösungen und Empfehlungen der DIN EN ISO 9000'er Reihe ohne Reflexion auf die spezifischen Unternehmensumstände.
- Vorhandene Potentiale werden durch das Setzen falscher Schwerpunkte nicht erkannt oder ausreichend berücksichtigt
- Fehlende Zielvereinbarungen und Zielgewichtungen verhindern die Priorisierung von Teilaufgaben.

- Die Zielvereinbarungen entpuppen sich als direktive Vorgaben der Führungsebene
- Die Entscheidungsdelegation wird als bloße Delegation von Verantwortung und Aufgaben mißverstanden
- Unzureichende Definition und Klärung aller Schnittstellen in den stufenspezifischen Dienstleistungsbeziehungen verhindern die Abstimmung und Transparenz abteilungsübergreifender Aktivitäten.
- Es findet kein Informationsaustausch über prozeßbegleitende Qualitätsprüfungen statt. Die Folge sind ein gleichbleibender Prüfaufwand bei gleichzeitig unveränderter Dienstleistungs(prozeß)sicherheit.

Das Projektteam

Die Probleme bei der Implementierung eines umfassenden Qualitätsmanagementsystems beginnen mitunter schon vor der Planung. Häufig können weder der Projektmanager, noch dessen Mitarbeiter auf entsprechende Erfahrung für die Umsetzung zurückgreifen. Zudem fehlt es vielen Projektteams an einem präzise formulierten Ziel oder Teilzielen. Darüber hinaus fehlt es häufig an Informationen auf welchem Hintergrund die Ziele basieren, welchen Planungshorizont diese Ziele haben , welchen Nutzen sie haben, mit wem sie zu vereinbaren sind oder wie man deren Erfüllung messen kann. Trotzdem soll oder muß das Vorhaben auf Anhieb gelingen.

Um die oben genannten Kardinalfehler möglichst zu verhindern, ist es erforderlich die Krankenhausorganisation auf das Projekt abzustimmen. Mögliche Risiken müssen berücksichtigt und notwendige Änderungen der Vorgehensweise im voraus geplant werden. Hierzu benötigt der Projektmanager, neben der notwendigen Kompetenz, entsprechende weitgefaßte Befugnisse und die nachdrückliche Unterstützung seitens der Führungsebene und seiner Teammitglieder. Ansonsten droht ein Management by „Durchwurschteln".

Prozeßmanagement

Die Bereiche in denen Krankenhäuser in bezug auf das Fehlergeschehen „blind" sind, wächst. Bisher ist bei den apostrophierten Gebieten in der Vergangenheit wenig geschehen, um dieser Entwicklung gegen zu steuern. Abgesehen vom Einsatz technischer Hilfsmittel zur Rationalisierung (EDV) gibt es nur vereinzelte Ansätze, Fehlleistungen zu erfassen, quantifizieren und systematisch zu reduzieren. Ein bislang noch kaum genutztes Instrument zur Realisierung von Verbesserungen dieses Sektors ist das Prozeßmanagement

Denken und Arbeiten in Prozessen ist ein horizontaler Ablauf, der einer vertikalen Organisations- und Verantwortungsstruktur gegenübersteht. Daraus resultieren die in der Praxis auftretenden großen Schwierigkeiten bei der breiten Einführung des Prozeßmanagement. Ziel dieses Prozeßmanagements ist die Optimierung der Prozesse, d.h. die systematische und methodische Prozeßanalyse aller nicht-technischer Prozesse (Dienstleistungen) und die Bewertung in welchem Umfang und in welcher Form verschiedenste Tätigkeiten und Prozesse zum Unternehmenserfolg beitragen. Dabei ist eine Aufteilung der Verantwortung für das Kostenmanagement in abteilungsbezogene Kostenstellen unverzichtbar. Das damit angestrebte Ziel, das heißt anfallende Qualitätskosten systematisch und periodisch zu erfassen und der damit zu erwartende Vorteil (geringerer Aufwand, kürzere Durchlaufzeiten, weniger Fehler, größere Flexibilität) lassen derartige Aufwendungen sinnvoll erscheinen. Es versteht sich von selbst, daß entsprechende Vorbereitungen erforderlich sind.

Zweckmäßig erscheint es, in den nicht-technischen Bereichen zwischen sich wiederholenden und innovativen/disponierenden Tätigkeiten zu unterscheiden. Der erste Prozeßansatz sollte bei den vielen sich ständig wiederholenden Tätigkeiten (Stationsablauf, Pflegedienst) erfolgen, da hier Parallelen zu technischen Prozessen am ehesten einsichtig und nachvollziehbar und damit der bewährten Methode der Prozeßsteuerung zugänglich sind. Die vorliegenden Verbesserungs- und Rationalisierungsmöglichkeiten basieren insbesondere auf der häufig fehlenden Durchsichtigkeit der Prozesse, der mangelnden Aufgabenstellung, der unzureichenden Fehlerverhütung als auch der ungeregelten Verantwortlichkeiten und Zuständigkeiten.

Vorgehensweise bei der Einrichtung von Prozessen im Dienstleistungsbereich

1. Ermittlung der Anforderungen an das Prozeßergebnis
2. Erstellung der Prozeßspezifikation mit Stufenzielen
3. Ernennung eines Prozeßkoordinators
4. Definition des Prozesses, der Prozeßschritte und der beteiligten betrieblichen Einheiten
5. Festlegung der Unterprozesse
6. Ermittlung der Einflußgrößen
7. Sicherung der Steuerbarkeit und Festlegung der Steuergrößen

Grundsatz jeder Methode ist es, ein möglichst gutes Verhältnis von Ergebnisqualität und Projektaufwand zu gewährleisten. Zu diesem Zweck müssen folgende Bedingungen erfüllt werden:

Bedingungen	Prinzipien
Zielorientiertes Vorgehen	Es muß gewährleistet sein, daß die Ziele des Projektes allen Beteiligten bekannt sind. Erst dann kann nach geeigneten Lösungen gesucht werden.
Das „richtige" Problem erfassen	Es muß Einigkeit darüber bestehen, was als Problem anzusehen ist. Es sollen nur für solche Bereiche Vorschläge erarbeitet werden, die auch verändert werden dürfen. Den Handlungsspielraum einengende Vorschriften, Randbedingungen und zwingende Vorgaben sollten so früh wie möglich bekannt sein.
Standardisiertes Vorgehen	Die Organisationsarbeit sollte sich an einem Ablaufmodell orientieren, so daß • ein standardisiertes Vorgehen möglich wird, das die Koordination aller Beteiligten erleichtert • die Grundstruktur eines Projektablaufes nicht jedes Mal wieder neu geplant werden muß.
Projektbegleitende Steuerung	Das Management sollte kontinuierlich den Projektfortschritt steuern und wichtige Weichen stellen, da • dadurch kostspielige Fehlentwicklungen frühzeitig erkannt werden können • der Projektfortschritt für das Management besser nachvollziehbar wird und dies deren Entscheidungsfähigkeit und -bereitschaft fördert
Beherrschen komplexer Probleme	Systematisierte und damit vereinfachte gedankliche und inhaltliche Auseinandersetzung innerhalb konkreter Problemstellungen. Vermeidung von Insellösungen zu Gunsten kompatibler Einzellösungen.
Rationalisierungspotentiale nutzen	Mehrfach benötigte Faktoren (Informationen, Sachmittel, Programme etc.) sollten: • möglichst nur einmal entwickelt oder bereitgestellt werden • möglichst standardisiert werden.

Quelle: Modifiziert nach Schweizer Gesellschaft für Organisation

Projektablauf (Planungszyklus)

Auftrag und Zielformulierung	Definition und Festlegung von Zielen, Projekt-organisation, Restriktionen, Terminen und Budgets. Der Projektauftrag sollte am Ende der Phase auf Vollständigkeit, Plausibilität und inhaltliche Zielsetzung überprüft werden.
Erhebung	Sammlung von relevanten Daten und Informationen mittels verschiedener Techniken (z.B. Fragebogen, Interviews).
Analyse	Sichtung und Bewertung des Datenmaterials und anschließende Zuordnung der Ergebnisse zu den verschiedenen Problem- und Fragestellungen.
Bestandsaufnahme und Zielüberarbeitung	Entwicklung eines Stärke-Schwäche-Profils bzw. Nutzen-Risiko-Analyse des Ist- Zustandes Um gezielt diese Punkte bearbeiten zu können (Zielerweiterung oder –korrektur)
Lösungsentwurf	Sammlung potentielle Lösungsvarianten unter Berücksichtigung der bisherigen Vorgehensweise (Ist-Zustand).
Bewertung	Die Auswirkungen potentieller organisatorischer Maßnahmen werden untersucht und den Zielvorstellungen, unter dem Aspekt des Zielerreichungsgrades, gegenübergestellt.
Auswahl	Die Auswahl der Maßnahmen erfolgt in Abhängigkeit der Bewertungsergebnisse. Gleichzeitig wird die weitere Vorgehensweise (Umfang, Vergabe von Prioritäten, Einsatz von Ressourcen) festgelegt. Anschließend erfolgt der Übergang in die nächste Phase.

Quelle: Modifiziert nach Schweizer Gesellschaft für Organisation

Prinzipien der Projektbearbeitung

⇒ Vor jeder Lösung zuerst die Ziele festlegen

⇒ Von der Breite in die Tiefe (Problemstellung)

⇒ Vom Groben ins Detail (Problembearbeitung)

⇒ Vor dem Detail die Entscheidung (Zielüberarbeitung)

⇒ Zur Auswahl / Bewertung reale Varianten aufzeigen (ggf. auch bisherige Methodik)

⇒ Abweichung vom methodischen Standard nur in begründeten Ausnahmefällen

Abb. 11: Prinzipien der Projektbearbeitung

Ziel des Prozeßmanagements sind beherrschte (Dienstleistungs-)Prozesse. Beherrschung prinzipiell setzt Steuerbarkeit und damit auch Meßbarkeit voraus. Damit wird die Notwendigkeit offensichtlich, beim Prozeßmanagement in den betroffenen Bereichen die erwarteten Ergebnisse und auch die Steuer- und Einflußgrößen meßbar zu machen, d.h. entsprechend zu quantifizieren. Diese bislang nicht übliche Form der Vorgehensweise trifft zwangsläufig auf Unverständnis und Widerstand seitens der betroffenen Mitarbeiter. Daher sind Information und schrittweises Vorgehen unter Einbeziehung der Mitarbeiter unumgänglich. Vor allem müssen Befürchtungen im Hinblick auf weitere Leistungskontrollen und -bewertungen glaubhaft ausgeräumt werden. Die Mitarbeiter tragen die Mitverantwortung für die kontinuierliche Verbesserungen innerhalb der Prozesse und sind damit Erfolgs- und nicht Kostenfaktor.

In diesem Zusammenhang sei nochmals an die Besonderheiten der Dienstleistung erinnert:

• Dienstleistung ist und bleibt ein immaterielles Produkt

• Dienstleistungen sind gekennzeichnet durch einen stark prozessualen Charakter, da der Kunde nicht nur das Endprodukt der Dienstleistung wahrnimmt und beurteilt, sondern auch die Art und Weise wie sie erbracht wird (Qualifikation des Personals).

• Bei der Dienstleistung erfolgen Produktion und Absatz synchron.

• Der Patient als externer Faktor wird in der Regel in den Leistungserstellungsprozeß integriert. Dadurch wird die Qualität der Dienstleistung auch von der Bereitschaft des Patienten zur Mitarbeit abhängig (Stichwort Compliance).

• Bei Dienstleistungen steht der individuelle Charakter oft im Vordergrund (Höflichkeit und Verhalten des Personals).

Alle Dienstleistungsprozesse (nicht-technische Prozesse) unterliegen sowohl erkennbaren als auch zunächst unbekannten Einflußgrößen. Diese sind einerseits in den Bereichen Qualifikation, in der individuellen persönlichen Belastbarkeit als auch in den Arbeitsbedingungen (Temperatur, Lärm, Lichtverhältnisse) und der Arbeitsplatzgestaltung zu finden. Häufig wird diesen Aspekten wenig Beachtung geschenkt, obwohl derartige Einflüsse nachweislich fehlerverursachend sein können

Zusammengefaßt bedeutet dies, daß zur Beherrschung von Prozessen eine Festlegung der Anforderungen, eine Planung der einzelnen Prozeßschritte, eine Festlegung der Steuergrößen, die Ermittlung von Einflußfaktoren und letztendlich kontinuierliche Verbesserung der erzielten Ergebnisse vorausgehen muß. Als Resultat lassen sich deutliche Gewinn an Flexibilität, an Effizienz der indirekten Organisation und an fehlerfrei ausgeführten Dienstleistungen bzw. Prozeßschritten nachweisen.

Typische Schwachstellen im Bereich von Dienstleistungsprozessen:

- Unklare oder fraktionierte Prozeßdefinition (z.B. fehlende oder unvollständige Differenzierung in ärztliche und pflegerische Aufgabenbereiche)
- Unklare Schnittstellenidentifikation (z.B. fehlende Abstimmung mit anderen Stationen, OP-Organisation (Einschleusen von Patienten))
- Unvollständige Dokumentation (z.B. Körperliche Untersuchungsbefunde, Pflegedokumentation)
- Unvollständige Arbeitsanweisungen (z.B. Umfang und Durchführung von Pflegestandards)
- Verbale Ein- und Ausgabebeziehungen (z.B. unvollständige Patientenübergabe / Visitenaufarbeitung durch fehlende Dokumentation)
- Fehlende oder selten durchgeführte statistische Messungen (z.B. fehlende Infektionsstatistik)
- Reaktive oder sporadische Korrekturen / Modifikationen (z.B. nicht nachvollziehbare Entscheidungsfindung, Wiederholungsgefahr für Fehler / Komplikationen)

Standard Operating Procedures (StOP's)
Die Grenzen der Finanzierbarkeit medizinischer Leistungen können besser eingehalten werden, wenn die Variabilität medizin-ökonomischer Entscheidungen sichtbar gemacht und in standardisierte Prozeßabläufe eingebunden werden können. Der Schlüsselbegriff hierzu lautet Standard Operating Procedures. Der Vorteil dieses Systemansatzes besteht darin, daß von den Medizinern selbst individuelle Behandlungs- und Diagnostikprinzipien entworfen und gleichzeitig entsprechende Handlungsalternativen definiert werden. Standards und Richtlinien können dabei so ausgestattet werden, daß sie alle erforderlichen Varianten ärztlicher Entscheidungen enthalten und damit weniger (individuell) arztgeprägt als patientenbezogen definiert werden.

Die Variabilität der Entscheidungsdiagramme und die Möglichkeit in begründeten Fällen davon abweichen zu können, tragen ebenso, wie die originäre Mitwirkung der Mediziner selbst, wesentlich zu ihrer Akzeptanz bei. Hinzu kommt, daß eine monetäre Bewertung die Kostenrelevanz einzelner Entscheidungen darzulegen vermag. Die Festlegung der Standard Operating Procedures erfolgt zum einen durch die verschiedenen Fachverbände, zum anderen individuell als auch interdisziplinär durch die verschiedenen Fachabteilungen eines jeden Krankenhauses. Die Rahmenbedingungen orientieren sich insbesondere am allgemeinen medizinischen Fortschritt, an ökonomischen Vorgaben als auch an den individuellen ärztlichen Erfahrungen. Dies bedeutet zugleich, daß deren Aktualität, Plausibilität und Praktikabilität regelmäßig hinterfragt werden muß. Um diese Forderungen zu gewährleisten empfiehlt es sich, die meist mehrdimensionalen graphischen Darstellungen (Ablaufdiagramme) rechnergestützt aufzubereiten und zu verwalten.

Ein fachübergreifender Einsatz ist dabei ebenso sinnvoll, wie die Einbeziehung sämtlicher prä-/ poststationären Behandlungsschemata, den Bereich des ambulanten Operierens als auch den Teilbereich der niedergelassenen Ärzteschaft und der Nachsorge. Letztendlich geht es darum auch medizin-organisatorische Gesichtspunkte zu dokumentieren und bis zu einem gewissen Grad verbindlich festzulegen. Dies eröffnet die zusätzliche Möglichkeit Entscheidungswege und -gründe nachvollziehbar darzustellen (als Bestandteil der Krankenakte) und damit einer sinnvollen Qualitätssicherung und wirtschaftlichen Rahmenplanung zuzuführen.

Standard Operating Procedures sinnvoll umgesetzt vermögen unsinnige und teilweise aus rein forensischen Gründen durchgeführte Leistungsausweitungen zu verringern. Diese Form der Leistungsausweitung dient weniger dem Benefit des Patienten, als der Absicherung des Arztes, der Abteilung oder des Krankenhauses. Die Folge dieser (vermeidbaren) Strategie, ist eine ständig aufwärts gerichtete Anforderungsspirale seitens des Gesetzgebers. Hinzu kommt, daß durch unüberlegte, teilweise profilneurotische medizinische Publikationen diese übertriebene Erwartungshaltung auf Seiten der Patienten gefördert wird bzw. falsche „Standards" für medizinische Behandlungen / Diagnostiken gesetzt werden. Diese wiederum werden zum Maßstab im Falle juristischer Auseinandersetzungen. Standard Operating Procedures hingegen, insbesondere wenn sie interdisziplinär durch entsprechende medizinische Fachverbände erstellt wurden, bieten durch ihre Allgemeingültigkeit ausreichenden Schutz vor unangemessenen forensischen Ansprüchen.

Gesundheitsministerkonferenz vom August 1997:
„Die wissenschaftlich-medizinischen Fachgesellschaften werden ebenso wie die Fachverbände der Pflege- und medizinischen Fachberufe gebeten, konsensfähige Standards und Leitlinien (insbesondere zur Indikationsstellung), wissenschaftlich begründete Qualitätsindikatoren und Qualitätskriterien zu deren Bewertung in methodisch angemessener Form zu erarbeiten sowie eine Effektivitätsanforderungen gerecht werdende Darstellung und Implementierungsstrategie zu entwickeln".

Vorgehensweise für die Umsetzung :

1. Definition des Spektrums und des Leistungskataloges des jeweiligen Krankenhauses
2. Festlegung ausgesuchter Fachabteilungen und Funktionsbereiche
3. Schnittstellenregelung zwischen beteiligten und unbeteiligten Bereichen
4. Auswahl und Aufarbeitung (graphisch) exemplarischer Krankheitsbilder / Diagnostikabläufe
5. Rechnergestützte Datenerfassung und -auswertung
6. Einbindung weiterer Bereiche / Abteilungen und Erweiterung des Spektrums der StOP's
7. Management review. Einbindung in einen kontinuierlichen Verbesserungsprozeß

Standard Operating Procedures gehören zu den selbstlernenden Steuerungssystemen, d.h. die organisatorischen Ablaufprozesse werden für das Erreichen der Kernaufgaben individuell gestaltet. Je differenzierter und vielschichtiger ihr Aufbau vorangetrieben wird, desto geringer wird die Zufallsquote medizinischer Entscheidungen und organisatorischer Veränderungen. Die Vergleichbarkeit ärztlicher Leistungen wird ebenso wie die Treffsicherheit medizinischer Maßnahmen nachhaltig verbessert. Dies bedeutet nicht, daß dadurch die ärztliche Therapiefreiheit Einschränkungen erfährt, sondern, daß eine Kopplung von ökonomischen Daten an medizinische Entscheidungsprozesse ermöglicht wird. Der Einsatz der Informationstechnik dient dabei in erster Linie der Verfügbarkeit notwendiger Informationen für alle Abstimmungs-, Entscheidungs- und Handlungsprozesse. Die organisatorische Informationslogistik optimal eingesetzt, gewährleistet, daß richtige Informationen, zum richtigen Zeitpunkt und in der gewünschten Aufarbeitung am richtigen Ort verfügbar sind. Die Nachvollziehbarkeit und vor allem Planbarkeit diagnostischer und therapeutischer Vorgehensweisen hilft kopfloses Kostensparen nach dem „Rasenmäherprinzip" zu verhindern. Rationalisierungen werden sich damit auf Dauer sicher nicht verhindern lassen. Andererseits bleiben damit chaotische Rückzugsgefechte erspart. Die Medizin kann nur so gut sein, wie die Organisation, in die sie eingebettet ist.

Kostendämpfung und Qualitätssicherung durch Standard Operating Procedures:

- Reduktion von Leistungen durch standardisierte Therapie- und Diagnostikabläufe
- Absicherung gegen forensische Ansprüche (20-30% aller Leistungen vollziehen sich unter diesem Aspekt)
- Sinnvolles Bindeglied zwischen medizintheoretischer Ausbildung und Krankenhausalltag
- Erleichterte Einweisung neuer Mitarbeiter - einfachere Fluktuation innerhalb des Hauses
- Vereinfachter Informationsaustausch (Benchmarking) zwischen Krankenhäusern
- Medizinische Leistungserbringung entsprechend dem Stand der Wissenschaft
- Prospektive Kostenerfassung - und steuerung
- Kooperations- und kommunikationsfördernde Wirkung durch Schnittstellenregelungen (andere Fachabteilungen, niedergelassene Ärzteschaft, andere Krankenhäuser)
- Erleichterter Zugriff auf Daten (Vernetzung) zum Erfahrungsaustausch
- Transparenz im Hinblick auf das Verhältnis medizinische Leistung - Kosten
- Verbesserung der Servicequalität, verkürzte Warte- und Liegezeiten

Trotz intensivster Bemühungen werden sich ungeregelte Aufgabenbearbeitungen im Krankenhausbetrieb nie vollständig vermeiden lassen. Das wesentliche Problem besteht darin, daß für ein flexibles Reagieren auf Störungen, wie beispielsweise der Ausfall von Betriebsmitteln, Beschäftigten oder Materiallieferungen in der Regel, trotz normenkonformer QM-Darlegung, keine Lösungswege beschrieben werden. Der Grund liegt darin, daß eine präventive Festlegung aller möglichen Lösungswege aufgrund erheblich variierender Aufgabeninhalte und Randbedingungen entweder nahezu unmöglich oder wirtschaftlich nicht vertretbar ist.

Um in allen Bereichen und Ebenen des Krankenhauses flexibel reagieren zu können, sind Mitarbeiter mit großem Erfahrungswissen über Produkte und Prozesse grundlegende Voraussetzung. Arbeitswissenschaftlich kann zwischen explizitem und implizitem Erfahrungswissen unterschieden werden. Das explizite Erfahrungswissen umfaßt vermittelbare und formalisierbare Kenntnisse. Das implizite Erfahrungswissen dagegen, kann als „Ahnung" oder „Gespür" für ein frühzeitiges Erkennen von Prozeßunregelmäßigkeiten und als Fähigkeit zur situativen Problembewältigung außerhalb festgelegter Lösungswege, beschrieben werden. Im Gegensatz zum expliziten Erfahrungswissen entzieht es sich weitgehend einer Beschreibung durch Algorithmen (z.B. StOP's), da es an einzelne Personen und an Arbeitssituationen, in denen es erworben wurde, gebunden ist.

Um das implizite Erfahrungswissen sinnvoll in der Praxis einsetzen zu können, ist es erforderlich, alle Prozesse in Abhängigkeit der Variabilität der Aufgabeninhalte und der Randbedingungen zu differenzieren:

- Routineprozesse: Es existiert ein standardisierter, gleichbleibender Prozeßablauf. Die Randbedingungen sind stabil (z.B. Krankenhausaufnahme des Patienten durch die Verwaltung)
- Prozesse mit determinierten Lösungswegen: Die Variabilität der Prozeßinhalte und der Randbedingungen sind weitestgehend bekannt. Es existieren Algorithmen (z.B. StOP´s) unter „wenn - dann" Bedingungen.
- Flexible Prozesse: Formale Prozeßabläufe sind nicht determinierbar. Die Aufgabeninhalte und Randbedingungen unterliegen einer ausgeprägten Variabilität (z.B. Notfallversorgung eines polytraumatisierten Patienten).

Der Bedarf für die Nutzung von Erfahrungswissen, ist insbesondere im Gesundheitswesen, aufgrund einer Vielzahl unvorhersehbarer Aufgabeninhalte und Randbedingungen, unbestritten. Von daher ist es erforderlich, zusätzlich zu den Prozessen mit determinierten Lösungswegen, Prozeßstrukturen zu schaffen, mit denen möglichst viele flexible Prozesse erfaßt und festgelegt werden können. Dazu müssen folgende Bedingungen erfüllt werden:

- Definition und Festlegung der Aufgabeninhalte und Abstimmung des zeitlichen und inhaltlichen Prozeßablaufs.
- Schnittstellenfestlegung gegenüber anderen Prozessen.
- Festlegung von Verantwortlichkeiten und von strukturierten Vorgehensweisen.
- Ereignisgesteuerte Abweichungsanalysen und Initiierung von Problemlösungsprozessen
- Ursachen- und Auswirkungsanalysen
- Prozeßrückblick zur Beurteilung und Bewertung von Prozeßverbesserungen

Anhand von vorbereiteten Checklisten für unvorhersehbare Prozeßabläufe, besteht die Möglichkeit Störungen und Zwischenfälle systematisch zu eruieren, analysieren und zu dokumentieren. Ziel dabei ist eine anwenderorientierte Anpassung der Prozesse an die neuen Bedingungen, zur Vermeidung weiterer Ausfälle oder Störungen.

Beispiel eines StOP's: Appendizitis

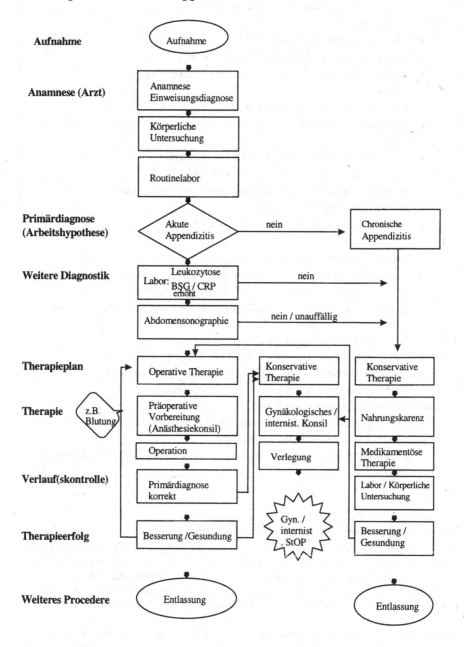

Aufnahme — Aufnahme

Anamnese (Arzt) — Anamnese Einweisungsdiagnose / Körperliche Untersuchung / Routinelabor

Primärdiagnose (Arbeitshypothese) — Akute Appendizitis — nein → Chronische Appendizitis

Weitere Diagnostik — Labor: Leukozytose BSG / CRP erhöht — nein → / Abdomensonographie — nein / unauffällig →

Therapieplan — Operative Therapie / Konservative Therapie / Konservative Therapie

Therapie — z.B. Blutung / Präoperative Vorbereitung (Anästhesiekonsil) / Gynäkologisches / internist. Konsil / Nahrungskarenz

Operation / Verlegung / Medikamentöse Therapie

Verlauf(skontrolle) — Primärdiagnose korrekt / Labor / Körperliche Untersuchung

Therapieerfolg — Besserung /Gesundung / Gyn. / internist. StOP / Besserung / Gesundung

Weiteres Procedere — Entlassung / Entlassung

| Checkliste für unvorhersehbare Prozeßabläufe |
| (z.B. Funktionsausfall eines Überwachungsmonitors) |

- Störung feststellen
  - Wie wurde die Störung festgestellt ?
  - Wie dringlich ist die Einleitung von Maßnahmen ?
  - Was sind vermutete und festgestellte Ursachen für die Störung
- Auswirkungen abschätzen
  - Wie wirkt sich die Störung aus ?
  - Beeinträchtigen die Auswirkungen der Störung den reibungslosen Prozeß ablauf ?
  - Wer ist von den Auswirkungen der Störung betroffen ?
- Aktuelle Störung mit bekannten Störungen vergleichen
  - Ist ein Vergleich mit einer bereits bekannten Störung möglich ?
  - Welche Unterschiede bestehen ?
  - Gibt es ein anwendbares Standardlösungsverfahren
- Lösungsprozeß einleiten
  - Welche Lösung kann gefunden werden ?
  - Welches Ergebnis muß für einen weiteren geregelten Ablauf vorliegen ?
  - Wer ist in die Erarbeitung von Maßnahmen mit einzubeziehen ?
  - Wer ist von den hinzugezogenen Beschäftigten für welche Maßnahmen verantwortlich
- Eingeleitete Maßnahmen überprüfen
  - Welche Folgen haben die Maßnahmen zur Störungsbeseitigung ?
  - Wie ist die Störung und die Lösungsmaßnahme dokumentiert ?
  - Wie kann die Störung zukünftig verhindert werden ?
- Störungen und eingeleitete Maßnahmen dokumentieren
  - Wie sind die Störungen und die eingeleiteten Maßnahmen zu dokumentieren?
  - Wie findet man die Dokumente wieder ?
  - Wie erfolgt die Wissens- und Informationsvermittlung für die Beschäftigten?

Quelle: F-W. Mengedoht et al.

Juristische Aspekte des Qualitätsmanagements

Qualitätssicherung gehört von je her zu den ärztlichen Aufgabenbereichen (Sozialgesetzbuch V) und ist darüber hinaus essentieller Bestandteil der ärztlicher Berufsethik. Dies beinhaltet, unabhängig aller wirtschaftlichen Vorgaben, das Bemühen, insbesondere solche Schäden und Mängel zu vermeiden, die zu einer gesundheitlichen Beeinträchtigung der Patienten und damit verbunden zu rechtlichen Konsequenzen führen können.

Unter einem zunehmendem Wettbewerb und im Hinblick auf ein gestiegenes Kostenbewußtsein im Gesundheitswesen bekommen Aspekte wie Schadenersatzforderungen (siehe die Entwicklung in den USA) und damit verbunden die Beiträge für Haftpflichtversicherungen einen stetig steigenden Stellenwert.

Die nachfolgende Abbildung verdeutlicht die Aspekte die das Recht in solchen Fällen vorsieht:

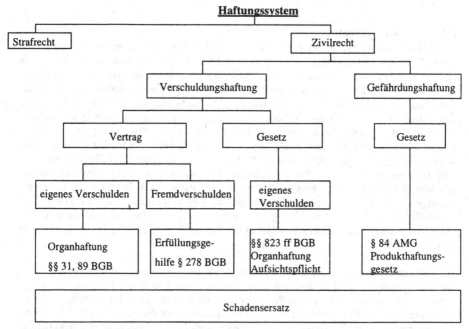

Quelle: modifiziert nach DGQ

Abb. 12: Das deutsche Haftungssystem

Das deutsche Rechtssystem unterscheidet zwei voneinander unabhängige Haftungsprinzipien: Das Straf- und das Zivilrecht.

Das Zivilrecht dient in erster Linie der Kompensation des Geschädigten durch den Schädiger. Die Ansprüche gegenüber dem Schädiger können dabei sowohl aus einer Verschuldungshaftung als auch aus einer Gefährdungshaftung abgeleitet werden.

Die Verschuldungshaftung ganz allgemein (§ 823 BGB) sieht einen Schadensanspruch dadurch als gegeben an, indem eine Fehlbehandlung seitens des Arztes stattgefunden hat und dieser darüber hinaus gegen den zuvor abgeschlossenen Behandlungsvertrag verstieß (sog. positive Vertragsverletzung). Dies eröffnet für den Geschädigten die Möglichkeit auf Basis verschiedener Anspruchsgrundlagen seine Schadensersatzforderungen geltend zu machen. .

Die Gefährdungshaftung (§84 Arzneimittelgesetz bzw. Produkthaftungsgesetz) betrifft in erster Linie die Hersteller von Medizinprodukten und deren Sorgfaltspflicht bei der Produktion und beim in Verkehr bringen von Arzneimitteln oder sonstigen medizinischen Produkten. Für das Krankenhaus kommt diese Form der Haftung nur dann in Betracht wenn beispielsweise in der hauseigenen Apotheke Arzneimittel hergestellt und vertrieben werden. Die Besonderheit der Gefährdungshaftung besteht zum einen in verschiedenen Beweiserleichterungen, zum anderen sieht sie (nach § 823 BGB) für den Geschädigten einen Anspruch auf Schmerzensgeld vor.

Zivilrechtliche Haftung

Der Krankenhausträger haftet grundsätzlich, sowohl für sein eigenes Verschulden, als auch für das Verschulden seiner Mitarbeiter. Dabei spielt es keine Rolle, ob der Träger als juristische Person des privaten oder öffentlichen Rechts auftritt, ober ob er seine Pflichten zuvor auf entsprechende Mitarbeiter (Ärztlicher Direktor, Pflegedienstleitung) zur eigenverantwortlichen Erfüllung übertragen hat. Die gesetzliche Haftung (§§ 823ff BGB) tritt in den Fällen in Kraft, in denen, neben den Vertragspartnern, auch Fremde zu Schaden kommen (z.B. Sturz von Besuchern auf nicht ausreichend geräumten Gehwegen). Darüber hinaus übernimmt der Krankenhausträger die Haftung für Verschulden seitens seiner Mitarbeiter (Erfüllungsgehilfen nach § 276 BGB) soweit diese in deren Verantwortungs- und Aufgabenbereichen zum Tragen kommen. Dies schließt jedoch eine individuelle gesetzliche Haftung durch das Personal gegenüber den Patienten nicht aus. Diese haften allerdings nur für eigenes Verschulden (z.B. in Fällen einer Verletzung der Verkehrssicherungspflicht). Sind Betriebsangehörige davon betroffen, so haftet für Personenschäden, außer bei Vorsatz oder grober Fahrlässigkeit, die Sozialversicherung (§§ 636, 637, 640 RVO).

Für Sachschäden oder schuldhaft verursachte Schäden gegenüber dem Arbeitgeber haftet die Einzelperson, respektive der Schädiger. Dies ist immer dann der Fall wenn beispielsweise durch mangelnde Sorgfaltspflicht Schäden an Geräten oder Einrichtungen verursacht wurden. Daneben besteht von seiten des Arbeitgebers die Möglichkeit, infolge von Fehlern des Personals und damit verbundenen Schadensersatzforderungen, Rückgriff auf den Arbeitnehmer zu nehmen. Dieser gesetzliche Schadensausgleich findet jedoch eine Beschränkung im Falle von schadensgeneigten Tätigkeiten. Solche Tätigkeiten liegen insbesondere dann vor, wenn trotz sorgfältiger Vorgehensweise erfahrungsgemäß mit Fehlern zu rechnen ist.

Grobe Fahrlässigkeit und damit Ersatzpflicht, liegt immer dann vor, wenn der Arbeitnehmer die erforderliche Sorgfaltspflicht in besonders schwerem Maß verletzt hat und dabei offensichtliche Sachverhalte nicht beachtete. Die Verjährungsfrist für daraus erwachsene Ansprüche ist auf drei Jahre befristet (§ 852 BGB) und bedingt eine dementsprechende Aufbewahrungsfrist für damit im Zusammenhang stehende Dokumente.

Gerichtliche Geltendmachung von Ersatzansprüchen

Im Falle eines Zivilprozesses ist es Aufgabe der Parteien Sachverhalte und Beweismittel zu beschaffen. Das Gericht ermittelt, im Gegensatz zum Strafprozeß, nicht selbst. Für die Entscheidungsfindung des Gerichts sind lediglich Fakten und dokumentierte Beweismittel (z.B. Zeugen, Sachverständige, Patientendokumente, Bilder, Parteivernehmungen) maßgeblich. Der Kläger bzw. der Geschädigte muß demnach alle Voraussetzungen eines Schadenersatzanspruches, das heißt Rechtsverletzungen, Verletzungshandlungen, Ursächlichkeiten, Schuld und Schaden, beweisen. Der Beklagte, im Gegenzug, muß alle anspruchshindernden Fakten oder die Voraussetzungen eines explizit vorliegenden Rechtfertigungsgrundes (z.B. Narkose- oder Operationsaufklärung des Patienten) nachweisen. In Ausnahmesituationen, das bedeutet in Fällen unzumutbarer Härten für den Geschädigten, besteht unter bestimmten Voraussetzungen die Möglichkeit zur Beweiserleichterung oder gar zur Beweislastumkehr. Dies ist immer dann der Fall wenn der Beweis des ersten Anscheins gegeben ist, das heißt der Schaden eine typische Folge eines Fehlverhaltens (grober Behandlungsfehler) darstellt. Kommt hinzu, daß die ärztliche oder pflegerische Dokumentation nur unvollständig und unzulänglich vorliegt und damit nicht zur Klärung des Sachverhaltes beitragen kann, besteht die Möglichkeit zur Beweiserleichterung bzw. zur Beweislastumkehr zu Lasten des Schädigers. Die Beweislastumkehr basiert auf der Überlegung, daß nicht dokumentierte Maßnahmen auch nicht durchgeführt wurden. Davon grundsätzlich ausgenommen sind nicht dokumentierte Routinemaßnahmen oder stets wiederkehrende Situationen, ohne besonderes Gefahrenpotential. Hier reichen schriftliche Dienst- oder Verfahrensanweisung, die die verschiedenen Maßnahmen verbindlich vorschreiben (z.B. Pneumonie- oder Thromboseprophylaxe).

Strafrechtliche Haftung

Die Voraussetzung für eine strafrechtliche Haftung entspricht den Grundprinzipien der zivilrechtlichen Haftung was bedeutet, daß ein und derselbe Vorfall neben der zivilrechtlichen auch eine strafrechtliche Verfolgung nach sich ziehen kann. Dabei kann ein strafrechtliches Verfahren sowohl aufgrund einer Strafanzeige (durch den Patienten) als auch von Amts wegen eingeleitet werden, sofern ausreichende Anhaltspunkte für eine Straftat vorliegen. Im Gegensatz zum Zivilprozeß obliegt dem Angeklagten keinerlei Beweislast.

Grundprinzipien der Haftungsvoraussetzungen

Haftung im allgemeinen Sprachgebrauch setzt voraus, daß gegenüber Dritten eine Rechtsverletzung stattgefunden hat. Das heißt, es muß eine Körperverletzung, Gesundheits- oder Sachbeschädigung oder ganz einfach eine unterlassene Hilfeleistung vorliegen, die insbesondere durch das Verhalten des Schädigers (mit-)verursacht wurde.

Für den Aspekt der Verletzungshandlung spielt es darüber hinaus keine Rolle ob der Grund für die Schädigung aufgrund einer Unterlassung notwendiger Maßnahmen oder aufgrund von aktiven Fehlhandlungen zustande kam. Die Rechtswidrigkeit liegt immer dann vor, wenn die Rechte anderer, ohne ausreichende Rechtfertigungsgründe (Einwilligung, mutmaßliche Einwilligung) verletzt wurden. Der Vorwurf des Vorsatzes zielt dabei auf das aktive Handeln des Schädigers wohingegen der Aspekt der Fahrlässigkeit das Nichtbeachten der erforderlichen Sorgfaltspflicht zum Ausgangspunkt hat. Maßstab für deren Bewertung ist zum einen der Stand der Technik, zum anderen allgemein akzeptierte ärztliche und pflegerische Kunstregeln.

... und der Klinikalltag

Durch die dirigistischen und zumeist restriktiven Maßnahmen des Gesetzgebers (Gesundheitsreformgesetz, Gesundheitsstrukturgesetz) gegenüber den Leistungserbringern wurden vielfältige ethische und rechtliche Konfliktsituationen heraufbeschworen. Hinzu kommt, daß die Leistungsansprüche der GKV-Versicherten auf Behandlung nach dem allgemein anerkannten Stand der medizinischen Kenntnisse und unter Berücksichtigung des medizinischen Fortschritts (§2 Abs. 1 Satz 3 SGB V) unverändert blieben. Die Konsequenz daraus ist eine schleichende Rationierung des Versorgungspotentials, so daß in vielen Fällen die Versorgung nicht mehr der gesetzlich gebotenen „erforderlichen"

Sorgfalt entspricht. Für die behandelnden Ärzte besteht die Gefahr, daß sie nicht nur nach § 276 BGB fahrlässig handeln, sondern sich auch wegen Körperverletzung strafbar machen, für den Fall, daß sie dem Patienten wissenschaftliche Innovationen vorenthalten. Dies bedeutet im Klartext: Wer das Wirtschaftlichkeitsgebot im dargestellten Sinne praktiziert, verstößt gleichzeitig gegen zivil- und strafrechtliche Bestimmungen. Es besteht somit die offensichtliche Gefahr, qua Gesetz, die Individualrechte der Patienten dem Solidarprinzip zu opfern. Die Zweischneidigkeit solcher Festlegungen, insbesondere im Hinblick auf die ärztliche Therapiefreiheit und unter dem Aspekt der Fahrlässigkeit, wird an dem folgenden Urteil des Bundesgerichtshofs (BGH) deutlich:

> Urteil des BGH (Az.: 2 StR 397/97) vom 2.12.1997: Das unnötige Röntgen von Patienten zur Verbesserung des ärztlichen Einkommens kann als gefährliche Körperverletzung bestraft werden. Dabei ist nicht der Nachweis erforderlich, daß der Patient Schäden erlitten hat. Eine Lebensgefährdung liegt bereits vor, wenn das Risiko von Schäden wesentlich erhöht wurde.

Quelle: Handelsblatt vom 3.12.1997

Die betriebswirtschaftliche Gradwanderung des Systems wird an zwei weiteren Punkten offensichtlich demnach:

- ist der Anspruch auf angemessene Vergütung ärztlicher Leistungen (§72 Abs. 2 SGB V) nur im Rahmen des vereinbarten Gesamthonorars realisierbar
- müssen nach gültiger Rechtsprechung einzelne ärztliche Leistungen nicht einmal kostendeckend vergütet werden.

Gesundheitsministerkonferenz vom August 1997:
„ Qualität muß ein Wettbewerbsparameter werden, was insbesondere durch Entwicklung und vertragliche Festlegung einer indikatorengesteuerten Vergütung der Leistungserbringer bewirkt werden kann. Es sollten nur die Leistungen vergütet werden, die gesetzlich festgelegten oder vertraglich vereinbarten Qualitätsanforderungen genügen. Die Vertragspartner in der GKV (Gesetzliche Krankenversicherung) werden aufgefordert, Instrumente zu entwickeln, die es erlauben, bei nachweislich überflüssigen oder fehlerhaften diagnostischen Maßnahmen und Behandlungen die Verantwortlichen in Regreß zu nehmen".

Das Dilemma besteht, ungeachtet einer medizinischen Verantwortungsethik, in der Verpflichtung betriebswirtschaftlichen Überlegungen zum Trotz, die vorgeschriebenen gesetzlichen Leistungen zu erbringen. Obwohl diese normative Zwangssituation das Qualitätsmanagement fördern müßte, wird das daraus resultierende, erhöhte Haftungsrisiko bewußt oder unbewußt verdrängt. Auf der anderen Seite, wird die langsam steigende Zahl implementierter Qualitätsmanagementsysteme im Gesundheitswesen, nicht ohne Wirkung auf die Rechtsprechung bleiben.. Es ist von daher abzusehen, daß die Gerichte derartige QM-Systeme in Zukunft als Maßstab zur Schadensprävention heranziehen und zum Schutz der Patienten allgemein verlangen werden.

Kostenrechnung auf Basis von Prozeßkostenanalysen

Die mit dem Prozeßmanagement einhergehende Prozeßkostenanalyse eröffnet die grundlegende Möglichkeit die verschiedensten Krankenhausbereiche (Station, OP, Küche etc.) auf ihre Profitabilität hin zu überprüfen und unbefriedigende oder gar fehlende Erträge zu verifizieren. Die Prozeßkostenanalyse ermöglicht dabei eine genaue Unterscheidung, durch welche Aktivitäten und Dienstleistungen Kosten entstehen oder entstehen werden und in welcher Form sie zur Renditeberechnung beitragen. Die einzelnen Dienstleistungen können danach in wertsteigernde, wertneutrale und wertverzehrende Prozesse unterschieden werden. Auf dieser Basis haben sowohl Krankenhausleitung als auch die verschiedenen Fachabteilungen die Möglichkeit kostentreibende Prozesse den individuellen Tätigkeiten zuzuordnen und entsprechend gezielte Verbesserungs- und Änderungsmaßnahmen zu ergreifen. Bei anstehenden Verbesserungsbemühungen können klare Prioritäten gesetzt werden so, daß auf diese Weise zuerst diejenigen in Angriff genommen werden, die das größte Verlustpotential aufweisen. Gleichzeitig lassen sich daraus Vorhersagen ableiten, welche kostenmäßigen Effekte aus den Einzelmaßnahmen zu erwarten sind. Die Kostenrechnung als wichtiger Bestandteil der Krankenhausführung muß demnach folgenden Anforderungen genügen:

1. Kostenrechnung muß sich an der Organisation des Unternehmens orientieren
2. Verzicht auf Verteilung der Gemeinkosten
3. Empfängerorientierte Auswertung der Kosten
4. Übersichtliche, graphische und zielgerichtete Auswertungen
5. Zeitnahe Erfassung der Kosten und Leistungen
6. Flexibel und ausbaufähig

Die konsequente Umsetzung der Prozeßkostenanalyse erlaubt darüber hinaus, in Verbindung mit einem umfassenden Qualitätsmanagementsystems, die krankenhausspezifischen „Kosten" für die Qualitätssicherung zu erfassen. Das System eröffnet die Möglichkeit Einblick zu bekommen, wie teuer letztendlich schlechte Qualität (Infektions-, Reinterventionsraten, Aufenthalte auf der Intensivstation) das Krankenhaus zu stehen kommt. Fehler und Ausfälle verursachen unter Umständen ganz erhebliche Mehrkosten. Darüber hinaus beeinflussen Qualitätsmängel das Verhalten der Patienten sehr nachhaltig. Fehlerkosten sind so betrachtet Rationalisierungspotential. Viele Verantwortliche sind sich dieser Kosten nicht bewußt, zumal diese selten erfaßt oder häufig abteilungsübergreifend verrechnet werden. Hinzu kommt, daß selbst erfaßte Kosten nicht konkret auf eine Ursache hinterfragt werden. So weisen beispielsweise neuere Studien darauf hin, daß allein die Kosten für mangelnde Qualität 30-50% der Erlöse ausmachen. Nach Angaben des Bundesministeriums für Forschung und Technik werden, ganz im Gegensatz zu dem Fehlerverhütungsgedanken des Qualitätsmanagements, im industriellen Bereich

10% der Qualitätskosten für Fehlerverhütung
40% der Qualitätskosten für Zwischenprüfungen
50% der Qualitätskosten für Fehlerbeseitigungen

ausgegeben.

Qualitätskosten werden im allgemeinen verstanden als die Kosten, die zum einen zur Sicherstellung der Qualität, zum anderen zur Fehlerbeseitigung aufgewendet werden müssen. Abgesehen von der Tatsache, daß in den wenigsten Krankenhäusern die realen Kosten für mangelnde Qualität erfaßt werden, sind in der Regel, derartige Kennzahlen lediglich der Buchhaltung (Controlling) oder der Krankenhausleitung bekannt. Während dieser

Ansatz unter dem Aspekt von unternehmerischen Kontroll- und Steuerungsaufgaben für sich gesehen richtig ist, bleibt er aber doch unvollständig. Die Zahlen und damit die Quantifizierung des Fehlleistungsaufwands sollte dazu verwendet werden Mitarbeitern oder Abteilungen die Bedeutung ihrer Tätigkeit und die Notwendigkeit einer hohen Arbeitsqualität zu demonstrieren. Anhand dieser Zahlen lassen sich auf einfachste Art und Weise verdeutlichen, wie sich geringe Arbeitsqualität oder Nachlässigkeit in konkreten DM-Beträgen auswirkt. Der daraus resultierende Motivationsschub seitens der Mitarbeiter sollte nicht unterschätzt werden.

Beispiele für Qualitätskosten:

- **Prävention (Fehlerverhütungskosten):** Mitarbeiterschulung, Einführung eines Qualitätsmanagementsystems, Qualitätszirkel, Analyse von Qualitätsdaten, Prüfplanung, Lieferantenbeurteilung
- **Kontrolle (Prüfkosten):** Benchmarking, interne und externe Audits, Patientenbefragung, Warenannahme, Versand
- **Interne Fehlerkosten:** Reinterventionen (Nacharbeit) aufgrund von Komplikationen (Infekte, Blutungen), verlängerte Aufenthalte (Intensivstation), Reparaturen,
- **Externe Fehlerkosten:** Regreßforderungen, Reklamationen, Haftpflichtfälle, Imageschaden

Gliederung der Qualitätskosten in Qualitätskostengruppen und Qualitätskostenelemente

Qualitätskosten			
Fehlerverhütungskosten	Prüfkosten	Fehlerkosten	
		innerbetrieblich	außerbetrieblich
Qualitätsplanung	Eingangsprüfung	innerbetrieblich	außerbetrieblich
Qualitätsfähigkeitsuntersuchungen	Fertigungsprüfung	Ausschuß	Ausschuß
Lieferantenbeurteilung und Beratung	Endprüfung	Nacharbeit	Nacharbeit
Prüfplanung	Qualitätsprüfung bei eigenen Außenmontagen	Mengenabweichung	Gewährleistung
Qualitätsaudit	Abnahmeprüfung	Wertminderung	Produkthaftung
Leitung des Qualitätswesens	Prüfmittel	Sortierprüfung	sonst. Kosten außerbetrieblich festgest. Kosten
Qualitätslenkung	Instandhaltung von Prüfmitteln	Wiederholungsprüfung	
Schulung in Qualitätssicherung	Qualitätsgutachten	Problemuntersuchung	
Qualitätsförderungsprogramme	Laboruntersuchungen	Qualitätsbedingte Ausfallzeit	
Qualitätsvergleiche mit dem Wettbewerb	Prüfdokumentation	sonst. Kosten innerbetrieblich festgest. Fehler	
sonst. Maßnahmen der Fehlerverhütung	sonst. Maßnahmen und Anschaffungen zur Qualitätsprüfung		

(nach Bild 4.1 aus DGQ-Schrift 4 - 17 (1985): Qualitätskosten)

Abb. 13: Gliederung der Qualitätskosten nach Kostengruppen und Kostenelementen

Beispiele für Qualitätsgewinne:

- Zinsgewinne aus niedriger Vorratshaltung
- verminderter Verwaltungsaufwand
- geringere Versicherungsprämien (Haftpflichtversicherung)
- geringere Nacharbeit
- Kostenreduzierung vieler Dienstleistungen
- Kostenersparnisse für die Entsorgung (Umweltmanagement)
- Lieferantenzuverlässigkeit
- Einsparungen beim Einkauf

Das Einsparungspotential ist daher zu Beginn des Qualitätsverbesserungsprogramms am größten. Je weiter der Prozeß jedoch fortschreitet, desto mehr sollte die Prävention an die Stelle der Inspektion treten. Das Ziel dieser Maßnahmen bleibt, die Fehlerquellen zu eliminieren, statt fehlerhafte Prozesse fortzuführen. Aber auch die besten Systeme sind in ihrer Funktionalität beschränkt. Qualitätsprobleme werden nicht dadurch gelöst, indem man die Kosten dafür auflistet. Zum anderen lassen sich echte Verbesserungen selten kurzfristig erzielen. Zudem werden längst nicht alle Kosten erfaßt. Indirekte Verluste aufgrund von Verzögerungen (Wartezeit im OP, vor den Aufzügen, vor der Visite), dem Ausfall von Maschinen oder verlorenem Vertrauen der Kunden usw. lassen sich nur schwer in Zahlen fassen. Schließlich konzentriert sich das Qualitätsmanagement auf die Folgen schlechter Qualität und nicht darauf, was gute Dienstleistungen und zufriedene Patienten zum Unternehmenserfolg beitragen.

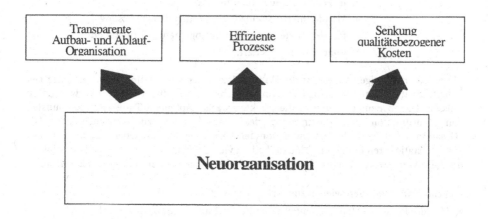

Abb. 14: Ziele und Vorteile der Neuorganisation

Die Optimierung der Organisationsgestaltung

Die Primärziele einer organisatorischen Neuorientierung im Unternehmen sind gleichermaßen Kosten, Zeit und Qualität. Die drei Zielgrößen markieren dabei Eckpunkte innerhalb eines Dreiecks bei dem zwei Parameter unabhängig voneinander gewählt werden können und bei dem der dritte zur abhängigen Variablen wird. Aufgrund einer Vielzahl möglicher Zielkonflikte und der Problematik eines zumeist multikausalen und multivariablen betrieblichen Geschehens, müssen die drei Zielgrößen erfahrungsgemäß als gegenläufig eingestuft werden, d.h. der Versuch einen der Parameter zu optimieren, bedingt die gegenläufige Tendenz (Verschlechterung des Erfüllungsgrades) bei der anderen Zielgröße.

Die Aufgabe einer umfassenden Organisationsgestaltung, bei der sowohl Ablauf- als auch Aufbauorganisation gleichermaßen verändert werden, ist darauf ausgerichtet, die vorhandenen drei Kenngrößen durch die Definition und Festlegung von komplementären Zielgrößen, zu einem Gesamtoptimum zu bringen. Dies ist insbesondere dann erreicht, wenn die Erfüllung einer Zielgröße eine gleichzeitige (positive) Erfüllung einer anderen Zielgröße (Komplementäre Ziele) bedingt bzw. im neutralen Fall die Erfüllung der anderen Zielgröße unbeeinflußt läßt. Um diese betriebsspezifischen Wechselwirkungen in ihrer Relevanz für das Unternehmen bewerten zu können, ist es erforderlich, alle Zielgrößen in einem gemeinsamen System zu erfassen, um damit die einzelnen Erfüllungsgrade bewerten und entsprechend gewichten zu können.

Einer der wesentlichen Kostenfaktoren im Unternehmen ist die Zielgröße Zeit. Die Tatsache, daß deren Bedeutung noch viel zu wenig zum tragen kommt, ist durch die vielfach noch vorhandenen tradierten tayloristischen Arbeitsorganisationen im Krankenhaus begründet:

- in Teile zerlegte Arbeitsabläufe
- klar definierte, standardisierte Aufgabenzuweisung
- fest definierte und eindeutig abgegrenzte Tätigkeiten
- hoher Planungsbedarf.

Ein weiterer wichtiger Aspekt ist die Notwendigkeit die Kooperation zwischen einzelnen Arbeitsschritten durch verschiedene Funktionsebenen koordinieren und überwachen zu müssen. Dies bedeutet wiederum die direkten wertschöpfenden Tätigkeiten zu Gunsten von Koordination und Abstimmung des Gesamtsystems zu vernachlässigen. Die „Gesamtdurchlaufzeit" der Patienten, von der Aufnahme über die Operation bis zur endgültigen stationären Entlassung sind deshalb in vielen Krankenhäusern oft zu lang, obwohl die dafür verantwortlichen Einflußgrößen und Abhängigkeiten nur allzugut bekannt sind.

Folgende Einflußgrößen seien exemplarisch genannt:
- Mittlere Prozeßzeit (z.B. Patiententransport, Anästhesie- und Op-Zeiten)
- Rüstzeiten
- Kapazitätsauslastung (z.B. OP-Säle)
- Personalausstattung
- Arbeitsstundeninhalte
- Arbeitsplatzgestaltung
- Terminierung (OP-Plan)

Target Costing

Das über Jahre hinweg im Gesundheitssystem bestehende Kostendeckungsprinzip wurde im Rahmen des Gesundheitsreformgesetzes aufgehoben. Dies hatte zur Folge, daß das bisherige Kosten-Plus-Denken einer Orientierung am zu erzielenden Preis bzw. an den Vorgaben der Kostenträger (Fallkostenpauschalen, Sonderentgelte) gewichen ist. Mit der Frage „was darf die Dienstleistung kosten" hält die Kundenorientierung Einzug in das Kostenmanagement. Bei der anstehenden Prozeßoptimierung, unterstützt durch die Prozeßkostenrechnung (Analyse der Fallkosten), stehen die Dienstleistungsprozesse und damit die konsequente Ausrichtung auf die Patientenwünsche im Mittelpunkt.

In diesem Zusammenhang fällt auf, daß in den meisten Krankenhäusern das Produktkosten- bzw. Dienstleistungscontrolling nur unzulänglich entwickelt ist. Basierend auf Fallpauschalen und Sonderentgelten (Vorkalkulation des Bundesministeriums für Gesundheit) werden die individuellen hausinternen Kostenstrukturen diesen in einem Soll-Ist-Vergleich gegenüber gestellt. Hierbei werden, im Gegensatz zu dem in der Industrie üblichen Verfahren, die jeweiligen aktuellen Erlösvorgaben mit einem X-Prozent-Abschlag als Sollkosten verwendet. Nicht finanzierte Kosten werden auf die Abteilungen übertragen und entsprechend dem Tagespflegesatz abgelöst. Von daher besteht für das Krankenhausmanagement keine zwingende Veranlassung entsprechende Kostenbudgets für einzelne Fallpauschalen und Sonderentgelte zu vergeben. Die Konsequenz davon ist, daß weder Referenz- noch Zielwerte angegeben werden können, d.h. daß ein Kostensparen nur der Sache nach stattfindet. Eine exakte Aussage ist aber erst dann möglich, wenn man in einer Abweichungsanalyse zwischen Preis-, Mengen- und Strukturabweichung unterscheiden kann. Diese Tatsache belegen einige Benchmarkuntersuchungen (McKinsey-Analyse), bei denen in vergleichbaren Kliniken (Fallschweremix), die tatsächlich anfallenden Kosten mit den Vorgaben der jeweiligen Fallpauschalen verglichen wurden. Als Indikator für das jeweilige Einsparpotential pro Fall wurden die Standardabweichungen der geschätzten Fallkosten in Prozent herangezogen. Die obigen Merkmale wurden für folgende Fallpauschalen ermittelt:

12.07 Operation einer Hernie
12.04 Cholecystektomie, elektiv laparoskopisch
12.03 Cholecystektomie, elektiv, offen-chirurgisch

Um signifikante Aussagen über die unterschiedlichen Einflußfaktoren der Kostentreiber treffen zu können, wurde dabei in die Bereiche Stationsleistung, Operation und Basisleistungen differenziert.
Die Stationsleistungen umfassen alle medizinischen Leistungen der Ärzte und des Pflegepersonals auf der Normal- und Intensivstation, alle Verbrauchsmaterialien und alle anfallenden Untersuchungs- und Behandlungsleistungen (z.B. Röntgen, Sonographie). Die Leistungen des operativen, anästhesiologischen und medizinisch-technischen Dienstes sowie die Nachbetreuung im Aufwachraum und das gesamte Verbrauchsmaterial wird dem Bereich „Operation" zugeordnet. Dagegen entfallen alle nicht-medizinischen Leistungen (Gemeinkosten = Verwaltung, nicht-medizinische Versorgungsdienste, Küche) und die darin enthaltenen Verbrauchsgüter auf die sogenannten Basisleistungen

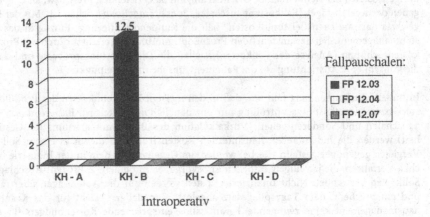

Abb. 15 a und b: Komplikationsraten (intraoperativ u. postoperativ)

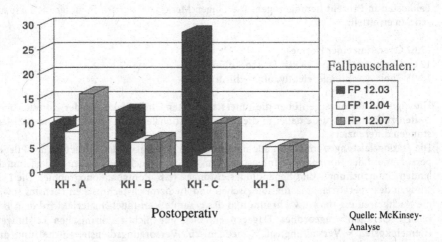

Durchschnittliche OP-Zeiten

in Minuten

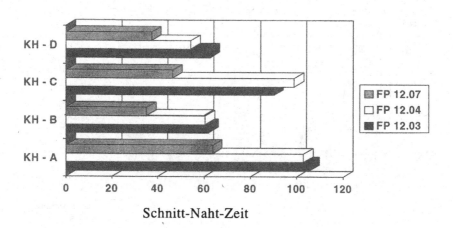

Schnitt-Naht-Zeit

Abb. 16 a und b: Durchschnittliche Zeiten im OP (Schnitt-Naht-Zeit / Anästhesie-Zeit)

Durchschnittliche OP-Zeiten

in Minuten

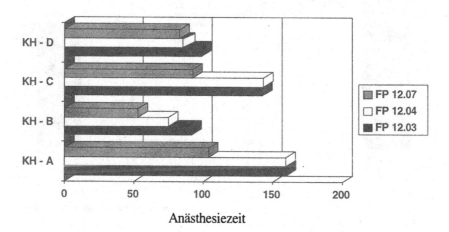

Anästhesiezeit

Durchschnittliche Materialkosten des medizinischen Bedarfs

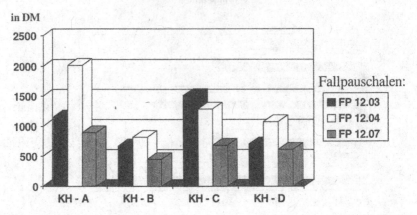

Quelle: McKinsey-Analyse

Abb. 17: Durchschnittliche Materialkosten des medizinischen Bedarfs

Erklärung der Kostenlücke für Fallpauschale 12.07

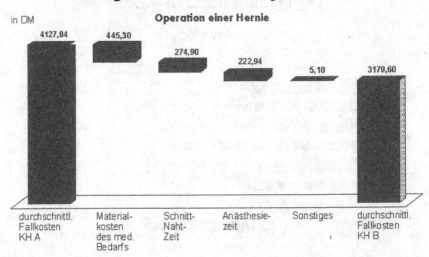

Quelle: McKinsey-Analyse / Wido 1996

Abb. 18: Erklärung der Kostenlücken der Fallpauschale 12.07

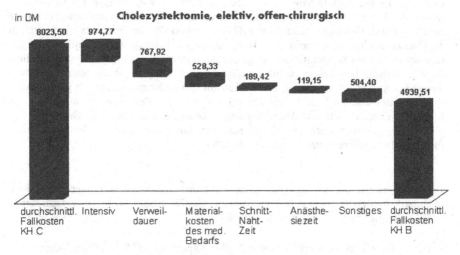

Erklärung der Kostenlücke für Fallpauschale 12.03

in DM   **Cholezystektomie, elektiv, offen-chirurgisch**

8023,50   974,77   767,92   528,33   189,42   119,15   504,40   4939,51

durchschnittl. Fallkosten KH C   Intensiv   Verweil-dauer   Material-kosten des med. Bedarfs   Schnitt-Naht-Zeit   Anästhe-siezeit   Sonstiges   durchschnittl. Fallkosten KH B

Abb. 19: Erklärung der Kostenlücke für Fallpauschale 12.03

Zusammenfassend läßt sich feststellen, daß zum Teil sehr große Unterschiede in der Ergebnisqualität (offen-chirurgische Cholecystektomie) existieren. Hinzu kommen teilweise erhebliche Differenzen was die Schnitt-Naht bzw. die Anästhesiezeiten und damit indirekt auch die individuellen durchschnittlichen Fallkosten (bis zu 23% Differenz) anbetrifft. Unterschiedliche Behandlungszeiten und Verweildauern wirken sich dabei ebenfalls auf die Differenz der durchschnittlichen Fallkosten (von bis zu 42%) aus. Neben den Behandlungszeiten spielen hier die sehr differierenden Materialkosten (je nach OP bis zu 59%) des medizinischen Bedarfs eine ausschlaggebende Rolle.

Die Wirtschaftlichkeit des Krankenhauses, dies bedeutet positive Deckungsbeiträge zu erzielen, hängt insbesondere von der Effizienz der Behandlungsabläufe ab. Eine mögliche Ersparnis ergibt sich, wie bereits dargelegt, zum einen aus der Senkung der Kosten pro Fall, zum anderen aus der Anzahl der Fälle (nach Wegfall der Budgetierung). Wenn es daher gelingt, den Ablauf für den einzelnen Behandlungsfall möglichst effizient zu gestalten, und dadurch die Verweildauer zu kürzen, verringert sich der Bedarf an Personal pro Behandlungsfall und erhöht zudem die Attraktivität des Krankenhauses für die Patienten und das Personal. Von daher liefert der systematische Vergleich von Kennziffern mit den Wettbewerbern wesentliche Steuerungsinformationen zur strategischen Ausrichtung und operativen Verbesserung.

Implikationen
Der Vergleich von Leistungskennziffern bietet auf Basis der Fallpauschalen großen Informationsgehalt für alle Beteiligten. Neben wesentlichen Steuerungsinformationen zur strategischen Ausrichtung und operativen Verbesserungen im Krankenhausbereich, können behandlungsbezogene Krankenhausdaten wesentliche Hilfen für Einweisungsentscheidun-

gen und die Steuerung des Patientenstroms für die Kassen und Einweiser darstellen. Hinweise auf die leistungsstärksten Krankenhäuser oder die vorhandenen Unterschiede in Qualität und Service erleichtern Patienten die Auswahl oder geben Anhaltspunkte für die Beratung durch den niedergelassenen Arzt. Die Krankenkassen ihrerseits werden durch die Kennziffern in die Lage versetzt, kostengünstige und leistungsstarke Kliniken zu eruieren, um mit diesen Kooperationsverträge zur Zusammenarbeit abzuschließen, oder diese für ihre Leistungen zu belohnen. Interessant, in diesem Zusammenhang, wäre eine Erweiterung des Ansatzes der Leistungskennziffern auf Behandlungsprozesse mit gravierenden Qualitätsunterschieden (z.B. Endoprothetik) oder auch ein Vergleich mit internationalen Leistungsanbietern. Letztenendes bilden solche Leistungskennziffern die Grundlage von politischen Entscheidungen zur Abschätzung von Einsparpotentialen oder zur Regulierung oder Deregulierung des Krankenhausmarktes.

- Die Kennwerte werden aus Vergleichen mit den Wettbewerbern oder durch Benchmark-Analysen gewonnen und können als Zielgrößen auf die verschiedenen Fachabteilungen heruntergebrochen werden.

- Die Kennzahlensysteme erlauben eine flexible Anpassung an Marktanforderungen

- Höhere Transparenz innerbetrieblicher Prozesse und Leistungsstände durch die Möglichkeit eines kontinuierlichen Soll-Ist-Vergleichs

- Stärkere Einbindung der Beschäftigten in die Ergebnisverantwortung

- Förderung der Selbstorganisation, da der Weg zur Erreichung der Zielwerte in die Eigenverantwortung der Fachabteilungen und Beschäftigten übergehen kann.

Dienstleistung und Wertschöpfung

Aus Sicht der Krankenhausleitung bzw. des Trägers steht bei der Betrachtung der Dienstleistungsmentalität, neben dem Aspekt des Dienens auch das Verdienen, d.h. die Gewinnerzielung im Blickfeld. Anhand eines Modells, der sog. Dienstleistungs-Wert-Kette, läßt sich der Zusammenhang zwischen „Dienstleistung" und Rentabilität bzw. Wertschöpfung für Unternehmen und Kunde, darstellen. Da die Patientenerwartungen mit der Zeit kontinuierlich zunehmen, ist der Anspruch vieler Institutionen, die Patientenerwartungen regelmäßig zu übertreffen, von vornherein zum Scheitern verurteilt. Aus Unsicherheit über die Patientenwünsche werden häufig unrentable Investitionen getätigt oder überflüssige Serviceleistungen aufrecht erhalten. Aus diesen Gründen ist eine Patientengruppensegmentierung im Hinblick auf die Merkmale „Anzahl der vom Patienten genutzten Serviceleistungen" und „Grad der Patientenzufriedenheit" dringend erforderlich. Es gilt von daher die Qualität des Dienstleistungsprozesses gegenüber dem Preis und dem Aufwand zum Erlangen der Dienstleistung ins Verhältnis zu setzen.

Kostenoptimierung durch Qualitäts-, Prozeß- und Methodenmanagement

Messen, Aufbereiten, Analysieren von entscheidungsrelevanten Daten Qualitätskosten / Prozeßkosten / Personalkosten

Qualitätsmanagement Kundennutzen erhöhen durch Sicherstellen der geforderten Qualität	Prozeßmanagement Minimieren der Bestände, Kosten, Durchlaufzeiten	Methodenmanagement Training, Coaching Moderation Validierung der Organisation

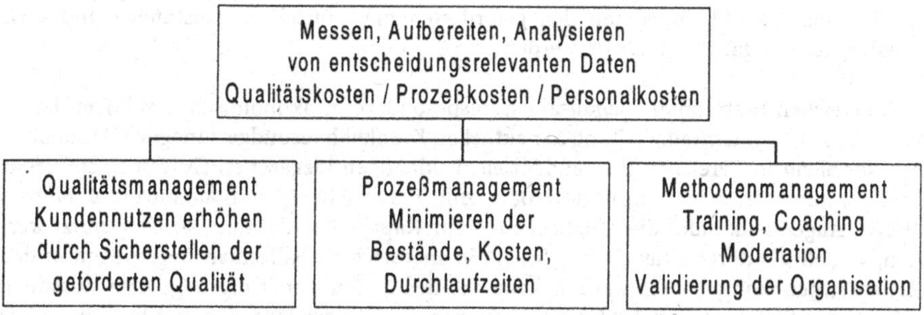

Abb. 20: Kostenoptimierung durch Qualitäts-, Prozeß- und Methodenmanagement

Strukturelle Maßnahmen des Kostenmanagements konzentrieren sich beispielsweise auf die Optimierung der Fertigungstiefe. Für das Gesundheitswesen, insbesondere für den Krankenhausbereich bedeutet dies, eine Konzentration auf krankenhausspezifische individuelle Kernkompetenzen. Orientierungspunkte, seitens der Kostenträger, wurden durch die Maßgabe von Fallkostenpauschalen in Verbindung mit der Vorgabe von Fallzahlen gesetzt.

Die Optimierung der Leistungserbringung konzentriert sich auf vier Schwerpunkte:

Indikationsspektrum	Bildung von Behandlungsgruppen und Festlegung des optimalen Indikations- und Leistungsspektrums (Schwerpunkt festlegung)
Therapieabläufe	Erarbeiten optimierter Therapie- und Diagnostikabläufe (StOP)
Fallzahlen/	Festlegung und Umsetzung benötigter Zielfallzahlen je Indikation (Fallpauschalen)
Ressourcenplanung	Erstellen eines Marketingkonzeptes Einbestellpraxis zur Erzielung der Fallzahlen Ermittlung der Personalbedarfszahlen
Strukturelle Maßnahmen	Qualifikation der räumlichen und apparativen Ausstattung Bauliche Konzepte zur Sicherstellung effizienter Abläufe

Angriffspunkte um Kosten zu sparen, sofern dies der jeweilige Versorgungsauftrag des Krankenhauses zuläßt, bieten sich beispielsweise durch den Verzicht auf seltene und damit meist kostenintensive Operationen. Durch die Kooperation mit benachbarten Kliniken könnten darüber hinaus auf diese Weise neue Schwerpunkte, und damit profitable Einheiten geschaffen werden. Wichtig für jedes Krankenhaus bleibt, daß es in der Kombination und seiner inhaltlichen Ausgestaltung seines Basis- und Erweiterungsspektrums ein optimales Profil findet, um den geforderten medizinischen Leistungen und wirtschaftlichen Vorgaben gerecht zu werden.

Das Erreichen bestimmter Zielfallzahlen, insbesondere in ökonomisch attraktiven Bereichen, ist selbst unter Beibehaltung der aktuellen Krankenhausbudgets möglich. Dazu müssen vor allem in Bereichen mit tendenziell rückläufigen Liegezeiten (Allgemeinchirurgie: MIC (minimal-invasive Chirurgie)) oder mit Verschiebung zum ambulanten Bereich (HNO, Augenheilkunde) die Möglichkeiten zur Kapazitätsreduktion gezielt genutzt werden, so daß die dortige Reduktion durch die angestrebten Fallzahlensteigerungen in den Zielbereichen kompensiert werden kann. Sollte die Budgetierung allgemein auslaufen (Gesetz zur Stabilisierung der Krankenhausausgaben), erweitern sich darüber hinaus die Möglichkeiten durch entsprechende Volumina die Wirtschaftlichkeit der erbrachten (Dienst-)Leistungen sicherzustellen bzw. die Erfüllung spezifischer Qualitätsanforderungen (Häufigkeit bestimmter Eingriffe) nachzuweisen. Infolge der zunehmenden Fallzahlen können die Personalüberhänge , die durch die Optimierung der Behandlungsabläufe entstanden sind, meist wieder ausgeglichen werden.

Um die Effizienz der Behandlungsabläufe nachhaltig zu sichern, werden häufig bauliche Veränderungen unabdingbar werden. Dies beginnt mit der Änderung der Raumbelegung, über die Anschaffung von Großgeräten bis hin zu mittel- bis längerfristigen baulichen Veränderungsmaßnahmen. Diese fundamentale Neuausrichtung des Krankenhauses auf seine profitablen Bereiche bietet gleichzeitig die Möglichkeit unternehmerische Randaktivitäten (Reinigungsfirma, Küche) zunehmend auszulagern (Outsourcing) oder unprofitable Bereiche umzustrukturieren bzw. vollkommen aufzugeben.

Jedes Krankenhaus verfügt über zahlreiche Möglichkeiten, die bereits etablierten Geschäftsfelder zu optimieren und durch gezielte Kundenbeobachtungen neue Einheiten in das Leistungsprogramm aufzunehmen. So können bislang auslastungsbedingte Kostennachteile dieser Strukturen durch die Ausweitung ihrer Service- / Dienstleistungsangebote kompensiert werden. So könnten beispielsweise Krankenhausküchen die Versorgung anderer Betriebe oder „Essen auf Rädern" übernehmen, physikalische Abteilungen die Betreuung von Sportlern, Reha- oder „Herzgruppen" anbieten oder Laborleistungen für niedergelassene Ärzte zur Verfügung gestellt werden.

Das Universitätsklinikum Frankfurt / Main hat dieses Prinzip bereits 1995 erfolgreich in die Tat umgesetzt. In Verbindung mit einem privaten Investor wurde im August 1995 die „Galerie am Rosengarten", ein Einkaufs- und Dienstleistungszentrum für Patienten, Mitarbeiter und Besucher eröffnet. Neben einem SB-Geschäft, einem Restaurant , einem Café mit Bäckerei, einem Sanitätsfachgeschäft, einem Friseur haben ein Copy-Shop und eine wissenschaftliche Fachbuchhandlung ihr neues Domizil gefunden. Die Um- und Anbaukosten für die notwendigen Baumaßnahmen wurden ebenso wie die Betriebskosten von den privaten Investoren getragen. Das Klinikum selbst partizipiert über einen zuvor geschlossenen Erbbauvertrag. Die Verantwortung für die Nutzung des Gebäudes und den Betrieb der darin enthaltenen Einrichtungen trägt der Investor. Weitere Vorhaben, in Form von Hotels für Angehörige und öffentliche Parkhäuser auf dem Klinikgelände, werden bereits diskutiert.

Beispiele für Marketingstrategien:

Serviceleistungen:
- Fahrdienst für Patienten von /·zum Krankenhaus
- Anbieten / vermitteln häuslicher Krankenpflege
- Betreuung von Reha-Gruppen
- Essen auf Rädern
- Speisenversorgung anderweitiger Betriebe
- Profitcenter (Aufnahme weiterer Dienstleister - Pizzeria, Friseur, Apotheke)
- Rooming in für Angehörige / Mütter
- Kursangebote - Schwangerschaftsgymnastik, Diabetes-Sprechstunde, Pflegekurse
- Anbieten von Laborleistungen für niedergelassene Ärzte, allgemeine Untersuchungen

Je nach dem Grad ihrer Autonomie können grundsätzlich drei Arten von Dienstleistungscentern unterschieden werden:

Leistungscenter
- Funktionell eigenständige Betriebseinheit
- Kein eigenes Budget für Investitionen
- Keine eigene Kostensteuerung
- Leistungskennzahlen durch die Centerleitung

Cost-Center
- Eigenständige Kostenverantwortung
- Eigenes Controlling
- Ressourceneinsatz anhand von Leistungsvorgaben und Budgets

Profit-Center
- verselbständigtes Teilunternehmen mit kaufmännischen Funktionen und Entwicklungskapazitäten
- selbständige Preiskalkulation
- eigene Gewinnverantwortung
- Entscheidungsautonomie über Investitionen
- Entscheidungsautonomie über Bezug von Fremdleistungen

Quelle: P. Kalkowski: Organisation und Mitarbeiter im TQM

Krankenhauskooperation wird neu definiert

Horizontale Krankenhauskooperation

Die horizontale Kooperation kann als eine Zusammenarbeit zwischen Krankenhäusern oder Bereichen von Krankenhäusern derselben Versorgungsstufe, die gleiche oder vergleichbare Dienstleistungen anbieten, bezeichnet werden. Ziel dieser Kooperationen ist der Ausbau gemeinsamer Stärken. Eines von vielen Beispielen stellt der Zusammenschluß von Einkaufsbereichen verschiedener Krankenhäuser zu einem gemeinsamen Einkaufsunternehmen dar. Dabei werden sowohl die gesamte Einkaufsabwicklung, als auch die Distribution zentral geleitet. Der Vorteil solcher Maßnahmen zeigt sich zum einen in einer verbesserten Lieferantenzuverlässigkeit, zum anderen in höheren Rabatten. Durch längerfristig angelegte Standardisierungsansätze können darüber hinaus die Vielzahl der Verbrauchsmaterialien eingeschränkt und damit wiederum verbesserte Konditionen bei der Beschaffung erreicht werden. Das leidige Problem der Lagerhaltung kann durch eine online-Datenübertragung aller beteiligten Krankenhäuser nachhaltig entschärft werden, was sich wiederum auf der Kostenseite niederschlägt.

Vertikale Krankenhauskooperation

Diese Form der Kooperation stellt eine weitere Möglichkeit für eine überbetriebliche Zusammenarbeit, zwischen Krankenhäusern oder Institutionen unterschiedlicher Versorgungsstufen bzw. Versorgungsaufträgen (Uni-Klinik, Reha-Zentrum, ambulantes Zentrum...), dar. Durch eine klar definierte Verteilung der jeweiligen Kernkompetenzen können derartige Zusammenarbeiten sehr intensiv gestaltet werden. Unter Berücksichtigung gesetzgeberischer Auflagen und auf der Basis von Target-Costing-Betrachtungen (Fallpauschalen, Krankenhauspflegesätze) werden die Kosten- und Gewinnmargen zuvor aufeinander abgestimmt. Abrufmengen und terminliche Regelungen sollten zusätzlich durch Rahmenverträge vereinbart werden.

Die Gründe für solche Allianzen zwischen verschiedenen Institutionen des Gesundheitswesens, welche die Externalisierung (Outsourcing) bestimmter Teilleistungen oder Funktionen und deren Übernahme durch externe Anbieter beinhalten, liegen auf der Hand:

- Kostentransparenz durch eindeutige Zuordnung bestimmter Kosten zu (Teil-) Leistungen
- Entfallen von Personalbeschaffungs- und von korrespondierenden Verwaltungsproblemen
- Sicherstellung eines zeitgemäßen Technologieeinsatzes
- Reduzierte Investitionen, Fixkostendegression
- Organisatorische Transparenz durch vereinfachte betriebliche Strukturen
- Verbesserte Kapazitätsauslastung (günstigere Kostenstrukturen durch Mengeneffekte)
- Erschließen neuer Betätigungsfelder (spezifische Marktausrichtung)

Nicht unbeachtet bleiben sollten die Risikoaspekte die mit der Wahl eines Outsourcing-Partners verbunden sind:

- **Verlust von Kompetenzen und Rückführung ausgelagerter Funktionen.** Einmal ausgelagerte Bereiche oder Funktionen können nach einer gewissen Zeit nur mit erheblichem Aufwand reinstitutionalisiert werden. Zudem muß vorab vertraglich die Abwicklungsprozedur bei Beendigung der Zusammenarbeit, oder die Option zur Vergabe an andere Anbieter, geregelt werden.

- **Wirtschaftliche Stabilität und Rechtschaffenheit des Kooperationspartners.** Bei der Wahl gilt es abzuwägen zwischen etablierten Institutionen und flexiblen Neuanbietern (z.B. Dialysezentrum, Ambulatorium). Loyalität und Seriosität sind wichtig um das eigene Unternehmen vor einem Imageschaden zu bewahren.

Ansatzpunkte für strukturelle Qualitätsverbesserungen

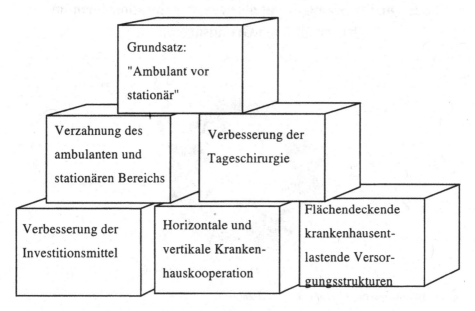

Abb. 21: Ansatzpunkte für strukturelle Qualitätsverbesserungen

Total Quality Management und Business Process Reengineering
Die kontinuierliche Verbesserung des Qualitätsmanagements kann nur durch die konsequente Anwendung und eine ständige Überprüfung der im Verlauf des Einführungsprojektes aufgebauten Komponenten gewährleistet werden. Hierbei sind gezielte und systematische Anwendungen verschiedenster Qualitätsmanagementtechniken unabdingbar. Die Entwicklung einer qualitätsorientierten Unternehmenskultur ist eng mit dem Prinzip der kontinuierlichen Verbesserung verknüpft. Als Synonym hierfür steht das japanische „Kaizen", das in der westlichen Welt als Continuous Improvement Process" (CIP) Eingang fand. Kaizen zielt auf Verbesserungen im Detail und nicht auf sprunghafte, große Veränderungen ab und gilt als Vorstufe zum Total Quality Management (TQM) bzw. zum Umfassenden Qualitätsmanagement (UQM). Hier besitzen Aspekte wie Unternehmenskultur, Kunden- und Mitarbeiterzufriedenheit, gesellschaftliche Verantwortung und ständige Verbesserung einen deutlich höheren Stellenwert. Der Mensch steht bei TQM als Kunde und Mitarbeiter gleichermaßen im Mittelpunkt der vorbildlichen Unternehmensführung.

Das europäische TQM-Modell besitzt als Führungs- und Controlling-Instrument die primäre Aufgabe das Integrative Management innerhalb des Unternehmens zu fördern. Dieses Modell verfolgt dabei kein starres, normatives Vorgehen, sondern überläßt es den Unternehmen selbst , einen Ansatz zur Erfüllung der Kriterien zu finden. Die DIN EN ISO 8402 definiert in diesem Zusammenhang TQM als „auf der Mitwirkung aller ihrer Mitglieder gestützte Managementmethode einer Organisation, die Qualität in den Mittelpunkt stellt und durch Zufriedenstellung der Kunden auf langfristigen Geschäftserfolg sowie auf Nutzen für die Mitglieder der Organisation und für die Gesellschaft zielt".

Total Quality Management als neue Organisationsform im basiert auf den Grundsätzen:

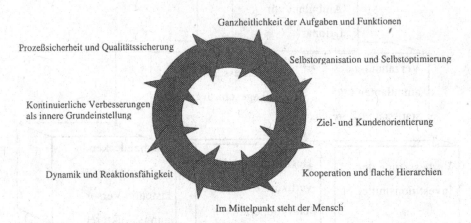

Abb.22: TQM als neue Organisationsform im Krankenhaus

Ein weiterer wichtiger Aspekt im Rahmen des TQM im Dienstleistungsbereich ist die Prozeßorientierung. Dies beruht auf der Tatsache, daß Dienstleistungen und die damit verbundenen Prozesse, von vornherein dazu befähigt sein müssen, die an sie gestellten Anforderungen zu erfüllen. Der Schwerpunkt der Qualitätsaktivitäten liegt damit zwangsläufig in der Prävention, zumal Produktion (Dienstleistung) und Konsumtion gleichzeitig ablaufen. Prozeßüberwachende Aktivitäten wie beispielsweise End- oder Zwischenprüfungen oder das Aussortieren fehlerhafter Produkte sind von daher nicht möglich. Statt dessen gilt die Maxime „von Anfang an richtig".

Erst wenn die Prozesse über alle beteiligten Abteilungen hinweg fehlerfrei und unter beherrschten Bedingungen ablaufen, kann Qualität gewährleistet werden. Dies bedeutet weniger die Produktqualität als Ergebnis eines Fertigungsprozesses in den Vordergrund zu stellen, als vielmehr den Nachweis zu erbringen, daß sich Qualität durch alle Ebenen der Organisation und in den verschiedensten Tätigkeiten und Prozessen im Unternehmen widerspiegelt.

Deming als Wegbereiter des Prinzips der kontinuierlichen Verbesserung definierte Prozeßmanagement als eine Unternehmensstrategie die dazu dient der wachsenden Komplexität der einzelnen Prozesse entgegenzuwirken. Die Prozesse des Unternehmens werden zu diesem Zweck identifiziert, dokumentiert und zur Steigerung der Wertschöpfung und der Kundenzufriedenheit an den Anforderungen der Kunden ausgerichtet. Ist dies erfolgt, werden die Strukturen und Prozesse kontinuierlich hinterfragt und nach Möglichkeit ständig weiter verbessert.

Stufenweise Einführung eines TQM-Systems

Organisation der
Geschäftsprozesse

Abgleich mit
Unternehmensstrategie

Problem- und
Ursachenanalyse

Entwicklung und Um-
setzung von Verbesserungsmaßnahmen

Bewertung

Maßnahmenplanung

Implementierung

Analyse des
Management-
systems

Identifikation von
Stärken und
Verbesserungs-
potentialen

Feedback nach
ganzheitlichen
Gesichtspunkten
(DIN EN ISO 9000)

Managementtoolbox (Qualitätstechniken und -Instrumente)

Projektmanagement

Ergebnisinterpretation

Abb. 23: Der Deming-Kreis in abgewandelter Form

TQM-Schwerpunkte

- Aufbau und Aufrechterhaltung von Strukturen und Abläufen zur Sicherstellung der zugesagten Qualität. Entwicklung von Qualitätssicherungskonzepten. (Technologie-, Umwelt- und Entwicklungskompetenz).

- Systematische Erfassung und Verbesserung des Patientennutzens von Produkten und Dienstleistungen (Optimierung des Kundennutzen)

- Konzentration der Dienstleistungsaktivitäten auf Märkte und Patientengruppen mit guten Absatz- und Ertragschancen. Make or buy - Strategie. (Marketing und Vertriebs-kompetenz)

- Realisierung schlanker, leistungsfähiger Organisationsstrukturen und geeigneter Führungskonzepte zur optimalen Nutzung des Zeiteinsatzes und der Qualifikation aller Mitarbeiter. Reduzierung des Verwaltungsaufwandes, Verbesserung von Planung, Steuerung, Materialwirtschaft und Logistik (Geschäftsprozeßoptimierung, Mitarbeiterführung)

- Positive Profilierung im Wettbewerb durch Entwicklung von geeigneten Kernkompetenzen. Systematische Suche nach neuen Dienstleistungen / Produkten. (Marketingkompetenz)

- Reduzierung und Flexibilisierung von Fixkosten durch Schaffung geeigneter Controlling-Instrumente und Wertanalysen. Detaillierte Bewertung von Investitionsprogrammen (Kostenkompetenz)

Wenn schon ein grundlegendes Überdenken der Geschäftsprozesse stattfindet, eine kundenorientierte Neuausrichtung der direkten und indirekten Unternehmensbereiche entlang der Wertschöpfungskette erfolgt und darüber hinaus noch eine adäquate Informations- und Kommunikationstechnik zum Einsatz gebracht werden soll, warum dann nicht gleich einen Schritt weitergehen und Business Process Reengineering im Unternehmen implementieren?

Business Process Reengineering stellt damit einen weiteren Schritt in der Entwicklung dar. Diese Entwicklung spiegelt die Lernkurven der praktischen Erfahrung wider und verdeutlicht die eigentliche Herausforderung bei der Durchführung von Veränderungsprozessen im Unternehmen. Der Ansatz des Business Process Reengineering versucht das Netzwerk von Abhängigkeiten bisheriger Einzelstrategien und die Komplexität aller Geschäftsprozesse eines Unternehmens zu berücksichtigen und letztendlich zu beherrschen. Dies bedeutet zum einen, alle Prozesse und Abläufe mit Hilfe von sog. Self-Assessments, d.h. systematischen und regelmäßigen Überprüfungen des gesamten Unternehmens durch seine Mitarbeiter, im Hinblick auf Effektivität und Notwendigkeit zu hinterfragen, zum anderen, in letzter Konsequenz, alle Abläufe neu zu überdenken, Visionen zu entwickeln und herkömmliche Organisationsformen den neuen Qualitätskulturen anzupassen. Ein interessanter Aspekt dabei, dies nur am Rande erwähnt, ist die virtuelle Unternehmenskooperation.

Policy Deployment als Steuerungsinstrument

Policy Deployment ist als Managementkonzept zur Planung, Steuerung und Kontrolle von Unternehmenszielen zu verstehen. Das Vorgehen ist grundsätzlich nach dem Plan-Do-Check-Act-Zyklus (PDCA-Zyklus bzw. Deming-Kreis) aufgebaut und wird durch die Krankenhausleitung koordiniert.

Die Umsetzung dieses Systems basiert auf einer datengestützten Zusammenfassung der aktuellen Unternehmenssituation unter Einbeziehung einer Vielzahl externer Faktoren und Informationen. Die allgemeine Wirtschaftsentwicklung; Krankenstatistiken, gesetzgeberische Vorgaben, Ergebnisse von Patientenzufriedenheitserhebungen und Resultate von Self-Assessments liefern die Basis für das Management, um daraus Visionen und davon abhängig mittel- und kurzfristige Zielvorstellungen abzuleiten.

Auf der Ebene der kurzfristigen Ziele ist es äußerst wichtig, die spezifischen Pläne in einer überschaubaren Anzahl den verschiedenen Funktionsbereichen, Fachabteilungen und Gruppen näher zu bringen, d.h. auf eine quantifizierbare Größe herunter zu brechen, so daß meßbare Zielgrößen für das Management und die einzelnen Mitarbeiter entstehen. Kern dieses Schrittes ist die vertikale und horizontale Abstimmung der Ziele durch eine sog. „Cross Functional Coordination". Cross Functional Coordination stellt die horizontale Abstimmung über Abteilungsgrenzen hinweg sicher, so daß Ziele nicht allein abteilungsbezogen ausgerichtet und optimiert sind, sondern auch abteilungsübergreifende Planungen das Erreichen des Unternehmensziels ermöglichen. Policy Deployment unterscheidet sich dabei von anderen Planungsansätzen, indem sowohl vertikale (z.B. Management by Objectives) als auch horizontale Abstimmungen (z.B. Quality Function Deployment) unterstützt werden.

Policy Deployment erfordert als Ausgangspunkt jeglicher Planung die Formulierung einer Vision. Diese Vision ist dabei nicht allein Ausgangspunkt des Veränderungsprozesses, sondern gleichzeitig Ausdruck der zukünftigen Gestalt und Zielrichtung des Unternehmens Krankenhaus. Wichtig für die gesamte Rahmenkonzeption, und damit auch für die Implementierung von TQM, ist die systematische Planung , Steuerung und Überprüfung von Teilzielen unter Berücksichtigung des Gesamtziels. Hierdurch können eventuelle Fehlentwicklungen frühzeitig erkannt und diesen durch Modifikation der kurz- und mittelfristigen Zielvorgaben entgegengesteuert werden.

II. Qualitätstechniken

Werkzeuge und Techniken der Selbstorganisation

Die Erhaltung der Wettbewerbsfähigkeit eines Unternehmens wird von drei wesentlichen Faktoren bestimmt,

- Qualität (technische und Dienstleistungskompetenz
- Kostenstruktur und Preisbildung
- Termin (Marktpräsenz- und Markteinführung)

welche in einer festen Wechselbeziehung zueinander und unter ständiger Beeinflussung durch Technologie, Markterwartung, Wettbewerb und Gesetzgebung stehen. Diese Einflußfaktoren gilt es zu beobachten und in die Unternehmensstrategie zu integrieren.

Qualitätsmanagement, in diesem Zusammenhang, bedeutet die Qualitätsfähigkeit des Unternehmens kontinuierlich weiter zu entwickeln und alle Produkte und Dienstleistungen im Hinblick auf die Qualitätsziele und Qualitätsforderungen zu verbessern. Ein wichtiger Aspekt hierbei ist das proaktive Management, das heißt vorausschauen zu agieren und nicht darauf zu warten bis Kundenforderungen, Wettbewerb oder Mißerfolge zu Qualitätsverbesserungen zwingen.

Qualität kann insbesondere im Rahmen von Dienstleistungen nicht in das jeweilige Produkt „hineingeprüft" werden, das heißt sie muß von Anfang an Bestandteil des Dienstleistungsprozesses sein. Um diese Eigenschaft nachhaltig in den Prozessen verankern zu können, ist es zum einen erforderlich alle Mitarbeiter zu qualitätswirksamen Eigeninitiativen zu ermutigen und diese an der Gestaltung von Produkten und Prozessen zu beteiligen, zum anderen, systematische und bewußte Fehlerverhütung durch Ausschluß potentieller Fehlerquellen und Qualitätsrisiken, zu betreiben.

Derartige Prozeßverbesserungen konzentrieren sich in erster Linie auf bestehende Verfahren und Prozesse, finden aber ihre größte Wirksamkeit bei der Planung durch Einsatz verschiedenster Managementtechniken. Ziel jeder Prozeßverbesserung ist:

- die Erhöhung der Effizienz der Prozesse
- die Reduzierung von Prüf- und Nacharbeitsaufwand
- die Erhöhung der Qualität und Zuverlässigkeit von Produkten und Dienstleistungen
- die Optimierung der Gesamtkosten.

Ausgangsbasis jeder Prozeßverbesserung ist Integration und der systematische Einsatz verschiedenster Managementtechniken - und werkzeugen. Die Auswahl der spezifischen Qualitätstechniken und Hilfsmittel resultiert aus ihrem jeweiligen Einsatzgebiet bzw. aus der Aufgabenstellung heraus. Sie kommen immer dann zum Einsatz wenn:

- Kundenreklamationen gehäuft anfallen
- Kosten- und Terminüberschreitungen entstehen
- Prozesse ohne Prozeßfähigkeit vorhanden sind - oder
- Prozesse nur schwer beherrschbar sind.

Essentieller Bestandteil aller Aktivitäten zur Prozessverbesserung ist die primäre Festlegung der Zielsetzung. Ausgehend von einem bestehenden Zustand werden (Prozeß-) Kennwerte ermittelt, spezifische (Qualitäts-)Daten herangezogen und vorhandene Spezifikationen, orientierend an Alternativen und betriebsspezifischen Umsetzungsmöglichkeiten, festgelegt. Voraussetzung für eine brauchbare Zielsetzung, und dies sei an dieser Stelle nochmals betont, ist die Beschreibung und Quantifizierung der jeweiligen Ausgangssituation (Qualitätsmaßstab). Aus diesen Vorgaben heraus werden zweckmäßigerweise konkrete Nah- bzw. Teil- und Fernziele definiert. Dabei wird nicht nur das Ziel, sondern auch der jeweilige Bewertungsmaßstab und die Terminierung festgelegt.

Um solche Prozeßverbesserungen erfolgversprechend entwickeln und umsetzen zu können sind, neben der richtigen Auswahl der zur Verfügung stehenden Managementtechniken, verschiedene Punkte immanent wichtig:

- Detaillierte Kenntnisse über die betrieblichen Abläufe, technische Zusammenhänge und Arbeitstechniken

- Analytische Fähigkeiten im Hinblick auf Fehlermechanismen und ihre Ursachen / Zusammenhänge

- Prospektives Vorstellungsvermögen im Hinblick auf potentielle Auswirkungen / Folgen für die Prozesse

- Umfassende Schulungen in den Qualitäts- und Moderationstechniken und Managementwerkzeugen

- Systematische und strukturierte Vorgehensweise

Eine systematische und gut strukturierte Vorgehensweise beim Einsatz von Qualitätstechniken erlaubt die meist sehr komplexen und in verschiedensten Wechselbeziehungen stehenden Zusammenhänge zwischen Ursache und Wirkung transparent zu machen. Erst dadurch wird es möglich die Entstehungsursachen zu analysieren und damit auch angepaßte Lösungsansätze und Verbesserungsmaßnahmen zu entwickeln. Zur Eruierung und Aufbereitung solcher Daten stehen vielfältige Managementtechniken und -werkzeuge zur Verfügung, von denen nachfolgend, verschiedene in der Praxis bewährte Methoden und Techniken exemplarisch dargelegt werden:

- Quality function deployment (QFD)
- Vignetten-Technik
- Ergebnis-Ablauf-Analyse (Process flow chart)
- Sequentielle Ereignismethode
- Schwachstellenanalyse
- Frequenz-Relevanz-Analyse
- Beschwerdemanagement
- Kraftfeldanalyse
- Fehler-Ursachen-Analyse (ABC- oder Pareto-Analyse)
- Fehler-Möglichkeits- und Einfluß-Analyse (FMEA)
- Ursache-Wirkungsdiagramm (Ishikawa-Diagramm)

Beurteilung der Patientenzufriedenheit

Die Patientenzufriedenheit entscheidet heute mehr denn je über den Erfolg des Unternehmens Krankenhaus. Patientenorientierung und Patientenzufriedenheit sind Grundlage der Wettbewerbsfähigkeit des Krankenhauses und seiner Dienstleistungen. Dies ist gleichbedeutend mit der Marktpräsenz und dem langfristigen Überleben der Einrichtung. Aus diesen Gründen ist eine Auseinandersetzung mit dem Begriff Qualität, speziell der Servicequalität, unumgänglich.

Ziel des Qualitätsmanagements ist es, anhand verschiedenster Techniken und Methoden (z.B. Sequentielle Ereignismethode, Beschwerdemanagement, Service-FMEA) spezifische Präferenzprofile, für die Beurteilung und Umsetzung der Patientenanforderungen, zu entwickeln. Die Mehrzahl der im Folgenden dargestellten Techniken bieten hierzu verschiedenste Lösungswege. Entscheidend für eine sinnvolle Anwendung ist die Kombination verschiedenster Techniken und Methoden, denn nur im Zusammenspiel kann ihre individuelle Wirksamkeit voll entfaltet werden. Die Auswahl der Techniken muß folglich ihren Zusammenhang berücksichtigen

Um die Qualität der Dienstleistung bzw. den Grad der Patientenorientierung, unter diesen Gesichtspunkten beurteilen zu können, ist die Anwendung spezifischer Methoden im Sinne der Qualifizierung des QM-Systems unumgänglich. Ein sinnvolle Strukturierung der Daten setzt voraus, daß vorab die folgenden Punkte festgelegt werden:

- Welche Zielgruppe soll erfaßt werden ?
- Welchen Inhalt hat der Fragenkatalog ?
- Welche Form der Untersuchungsmethode bietet sich an ?
- Welche Form der Erhebungsmethode steht zur Verfügung ?
- Wer führt die Untersuchung durch - und wer wertet aus ?

Quality function deployment - oder die Stimme der Kunden

In einem ersten Schritt erfolgt die Festlegung der Zielgruppe. Hierbei sollte nach internen und externen Kunden (Patienten, Mitarbeiter), augenblicklichen oder ehemaligen Kunden und Dienstleistungsgruppen unterschieden werden. Die Pilotphase beim Einsatz verschiedenster Qualitätstechniken sollte Klarheit darüber verschaffen, welche Service- und Dienstleistungen den Kunden bekannt sind, welche sie schätzen und wo es Probleme gibt. Ziel dieser Phase ist es keineswegs bereits objektiv verallgemeinerbare Daten zu erheben, sondern lediglich den notwendigen Input zu liefern, um aus einer Vielzahl an verschiedensten Qualitätstechniken, die geeignetsten auswählen zu können. Alle diese Punkte sollten bei der Fertigstellung eines Fragekataloges berücksichtigt werden. Zum einen wird damit verhindert, daß lediglich aus Krankenhaussicht relevante Angaben gesammelt werden, zum anderen, daß wichtige Daten von Anfang an für die gesamten weiteren Auswertungen nicht zur Verfügung stehen. Bei der primären Datenerhebung selbst ist ein möglichst hoher Rücklauf anzustreben. Dieser läßt sich, unabhängig von der jeweiligen Erhebungsmethode durch persönliche Ansprache, Anschreiben, Erinnerungsschreiben und Anreizsysteme steigern.

Die zur Verfügung stehenden Analysemethoden lassen sich in objektive und subjektive Verfahren einteilen. Die objektiven Verfahren orientieren sich in der Regel an technischen Spezifikationen oder kaufmännischen Kennzahlen. Dazu zählen beispielsweise Warte-

oder Liegezeiten, Infektionsstatistiken oder auch Reinterventionsraten. Für die Bewertung stehen ausreichende Verfahren und Richtlinien zu Verfügung. Wesentlich schwieriger ist der Bereich der subjektiven Wahrnehmung. Hier stehen sowohl qualitative als auch quantitative Methoden zur Auswahl. Typische Evaluierungsmethoden sind, wie bereits erwähnt, beispielsweise Patientenbefragungen anhand von Fragebögen, Telefoninterviews oder persönlichen Gesprächen (Face-to-Face-Interviews).

Gegen eine schriftliche Befragung (Anschreiben) spricht zum einen der enorm hohe Aufwand für die Versendung und der zu erwartende Rücklauf von maximal 10 - 15%. Die Qualität der Anworten bleibt darüber hinaus zweifelhaft. Schriftlich Anworten werden nur diejenigen Ansprechpartner (Patienten, niedergelassene Ärzte) die in irgendeiner Weise (positiv oder negativ) hoch motiviert sind. Telefoninterviews hingegen, so zeigen viele Untersuchungen, erreichen eine Ausschöpfungsquote von annähernd 70%.

Quality Function Deployment

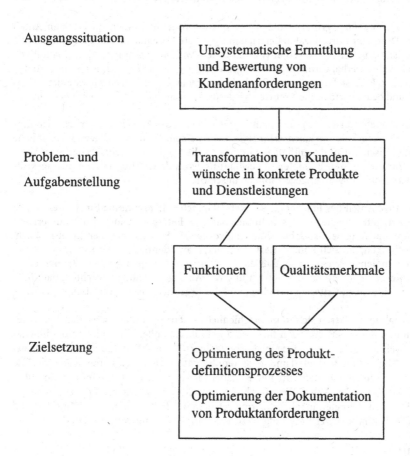

Fragebogenaktion

Dem Aufbau der Fragebögen, und dies sei nochmals betont, kommt eine zentrale Bedeutung zu. Die häufig damit verbundenen Probleme liegen weniger in den statistischen Verfahren und deren Anwendung, sondern vielmehr im Finden geeigneter Merkmale, Spezifikationen, aussagefähiger Werteskalen, sowie der geeigneten Meßmethodik d.h. Fragestellung. Wenn es daher gelingt den realen Sachverhalt modellhaft zu beschreiben, können die bekannten statistischen Verfahren unverändert angewandt werden. Die größten Schwierigkeiten liegen dementsprechend in der Formulierung geeigneter Fragen, deren Beantwortung die qualitätsrelevanten Informationen liefert. Die Definition geeigneter Bezugsgrößen und Werteskalen gewährleistet, daß auch von unterschiedlichen Patientenkreisen letztendlich vergleichbare Ergebnisse erhalten werden können. Um einen repräsentativen Datenbestand zu erhalten, und um damit konkrete Sachverhalte beurteilen zu können, ist es unbedingt erforderlich, derartige Befragungen in einer ausreichenden Anzahl, regelmäßig und über einen längeren Zeitraum durchzuführen. Durch die Strukturierung der Daten lassen sich damit Aussagen zur Meßgenauigkeit treffen und anhand von Vergleichszahlen vorhandene Bezugsgrößen konkretisieren.

Die Fragebögen sollten grundsätzlich einen quantitativen und einen qualitativen Anteil enthalten. Die quantitativen Daten liefern dabei diskrete Merkmalswerte, die sich mit Hilfe bekannter statistischer Verfahren auswerten lassen, wohingegen mittels der qualitativen Angaben lediglich verbal formulierte Aussagen erfaßt werden können. Aus diesen Gründen ist die Art der Fragestellung für das Ergebnis maßgeblich. Die Fragen müssen daher verständlich und beantwortbar, die Antorten wiederum einfach und schnell zu erfassen sein.

Eine zielgerichtete Auswertung des quantitativen Anteils des Fragebogens macht den Einsatz von sog. Beurteilungsskalen erforderlich. Diese sollten die im allgemeinen übliche Skalierung zwischen 1 und 6 enthalten. Größere Skalierungen, aus statistischer Sicht sinnvoll, sind für die meisten Befragten ungewohnt und von daher eher weniger aussagekräftig. Kleinere Skalierungen hingegen sind zu unscharf.

Der qualitative Anteil des Fragebogens bietet entsprechende Freiräume für Anmerkungen jeglicher Art, d.h. er spiegelt das Meinungsbild der Befragten wider. Eine numerische Auswertung der Angaben ist dabei ohne eine vorherige Klassifizierungen nicht möglich. Die Klassifizierung an sich konzentriert sich hierzu auf identische oder sich in ähnlicher Form wiederholende Aussagen so, daß die Ergebnisse in den quantitativen Bereich übernommen werden können. Bei der Gewichtung von Aussagen bleibt zu beachten, daß diese meist sehr subjektiven Kriterien unterliegt und das Ergebnis einseitig verfälschen kann.

Fragebogenaktionen lassen sich in unterschiedlichster Form, zu unterschiedlichsten Gelegenheiten und mit verschiedensten Inhalten durchführen. Sollen diese nicht nur Alibicharakter aufweisen, so ist, um daraus eine korrekte Beurteilung ableiten zu können, eine ausreichende Rücklaufquote und damit eine repräsentative Datenbasis unumgänglich. Die Wahrung der Anonymität der Befragten ist dabei ebenso wichtig, wie die Information über den Sinn und Zweck der Aktion. Darüber hinaus, so zeigen viele Untersuchungen, sollte der Aufwand für den Befragten möglichst gering gehalten werden (5 bis max. 10 Minuten) und Anreize (Teilnahme an einer Verlosung, Geschenke) für eine Beantwortung bieten.

Bewertung

Bei jeder Auswertung der Fragebogen ist zu beachten, daß die Beurteilungsgrundlagen nicht verändert wurden. Geschah dies, so sind die Änderungen zu verifizieren und mit den bereits vorliegenden Daten abzustimmen. Nur so lassen sich Ausreißer oder starke Schwankungen nachvollziehen und beurteilen. Bei der Auswertung von Fragebögen stehen keine komplexen oder aufwendigen statistischen Verfahren im Vordergrund, sondern einfache und leicht interpretierbare Graphiken. Die statistische Auswertung an sich beinhaltet Kennzahlen, numerische Tests und graphische Darstellungen. Die rechnerische Beurteilung berücksichtigt dabei typische Kennwerte wie z.B. Mittelwert, Median oder α-Quantil. Die graphische Auswertung, dient in erster Linie dazu, relative und absolute Häufigkeiten verschiedenster Merkmalsausprägungen graphisch darzustellen. Säulen- oder Kreisdiagramme, Paretoanalyse, Portfolio oder Box-Plot sind nur einige Beispiele um entsprechende Verteilungen zu visualisieren. Die eigentliche Form und Funktion der Präsentation sollte aufgabenspezifisch entsprechend variiert werden.

Die Entwicklung von Kenngrößen der Kundenzufriedenheit erweist sich als überaus tückisches Problem. Die Beurteilung von Prozessen anhand von Mittelwerten und Standardabweichungen mag Statistiker begeistern, erscheint aber für eine adäquate Beurteilung der Kundenzufriedenheit mehr als problematisch. Als Lageparameter sagt er nichts über die eigentliche Streuung aus, d.h. wie sich die durchschnittliche Kundenzufriedenheit zusammensetzt.

Um dieses Problem der Kennziffern zu umgehen, bietet sich an, für jeden zu beurteilenden Bereich das Verhältnis von zufriedenen Kunden zu unzufriedenen Kunden zu bilden (Relation von Reklamationen zu den tatsächlichen Fallzahlen). Dieser Quotient drückt vereinfacht formuliert aus, auf wieviele zufriedene Kunden ein unzufriedener Kunde kommt. Mit diesem Wert läßt sich abschließend eine aussagekräftige Visualisierung der Ergebnisse darstellen. Die Kombination dieser Ergebnisse mit den Resultaten eines Mitbewerbervergleichs ermöglicht zudem die Entwicklung eines Stärke-Schwäche-Profils des eigenen Unternehmens.

Welche Aussage trifft am ehesten auf Ihr Unternehmen zu ?

- Nicht die technisch anspruchsvollste Dienstleistung ist gefragt, sondern die möglichst genaue Abstimmung mit den Patientenbedürfnissen.
- Es ist allen Mitarbeitern bekannt, daß das Krankenhaus nur dann langfristig überleben wird, wenn es mit seinen Leistungsangeboten genau die Nachfrage der Patienten bedient.
- Alle Mitarbeiter fühlen sich als Teil eines Prozesses (Teil des Ganzen), der nur unter Mitwirkung aller Beteiligten funktionieren kann. Zu diesem Zweck findet ein regelmäßiger Informations- und Erfahrungsaustausch innerhalb und zwischen den einzelnen Bereichen statt.
- Es werden regelmäßig repräsentative Befragungen durchgeführt. Daneben werden die direkten Kontakte zu den Patienten und niedergelassenen Ärzte gepflegt um veränderte Kundenanforderungen frühzeitig zu ermitteln.
- Das Ausmaß der Kundenzufriedenheit ist allen Mitarbeitern bekannt.
- Das Krankenhaus informiert regelmäßig alle niedergelassenen Ärzte und Kostenträger über seinen Qualitätsstand (Qualitätskennzahlen).
- Stellenbeschreibungen sind eher offen formuliert und konzentrieren sich auf Zielsetzungen. Dadurch können auch unvorhergesehene Aufgaben erledigt werden, ohne auf fehlende Zuständigkeiten zu verweisen.
- Die Mitarbeiter sind nicht an völlig feste Arbeitszeiten gebunden. Kapazitätsengpässe versucht man, gemeinsam mit den Betroffenen zu überwinden.

Anhand einer solchen Ja-Nein-Frageliste läßt sich exemplarisch der Grad der bisher erreichen Kunden- bzw. Patientenorientierung im eigenen Unternehmen feststellen.

Fragebogen

Bitte kreuzen Sie die Zahl an, die am ehesten ihren Eindruck und ihre Erfahrungen widerspiegelt. (1 = hoch, 6 = niedrig).

Anforderungen	Erwartungen an den Service	Erfüllungsgrad der erreicht wurde
● Die Besuchszeiten sind angemessen	1 2 3 4 5 6	1 2 3 4 5 6
● Das Personal ist höflich und kompetent	1 2 3 4 5 6	1 2 3 4 5 6
● Die Angestellten sind gut gekleidet	1 2 3 4 5 6	1 2 3 4 5 6
● Die Zimmer waren stets sauber	1 2 3 4 5 6	1 2 3 4 5 6
● Sie fanden immer einen Ansprechpartner	1 2 3 4 5 6	1 2 3 4 5 6
● Das Essen war gut und ausreichend	1 2 3 4 5 6	1 2 3 4 5 6
● Die Zimmerausstattung ist angemessen	1 2 3 4 5 6	1 2 3 4 5 6
● Zusagen werden nicht eingehalten	1 2 3 4 5 6	1 2 3 4 5 6
● Die ärztliche Aufklärung war verständlich	1 2 3 4 5 6	1 2 3 4 5 6
● Die Rechnungslegung ist korrekt	1 2 3 4 5 6	1 2 3 4 5 6

Vignetten-Technik

Mit Hilfe der sogenannten Vignetten-Technik wird allgemein versucht Qualitätsurteile vom Kunden über bereits vorhandene oder geplante Dienstleistungen einzuholen. Hierzu werden verschiedenste Kunden- bzw. Patientengruppen im Hinblick auf ihre favorisierten Serviceleistungen befragt. Der Hintergrund besteht darin, daß im Rahmen der meist sehr komplexen Dienstleistungsabläufe, vielfältige Merkmale zum Ausdruck kommen, aber nur wenige dieser Faktoren für die Beurteilung durch den Patienten eine wichtige und bestimmende Rolle spielen. Diese ausschlaggebenden Qualitätsmerkmale sollen eruiert werden, um letztendlich unwichtige und für das Qualitätsurteil des Patienten irrelevante Einflußfaktoren von vornherein auszuschließen. Besondere Aufmerksamkeit gilt hierbei der individuellen Gewichtung der Faktoren durch die Patienten.

Die weitere Auswahl dieser Qualitätsmerkmale ist sehr sorgfältig vorzubereiten, da der Erfolg jedes weiteren Schrittes davon abhängt. Die Befragung an sich wird in Form von offenen Interviews durchgeführt ohne, daß dabei eine Auswahl von Merkmalen bereits vorgegeben wurde. Einschränkend muß jedoch hinzugefügt werden, daß es keinen Sinn macht, Merkmale in die Betrachtung einzubeziehen, die aufgrund äußerer Rahmenbedingungen nicht variiert oder modifiziert werden können.

Das Ergebnis dieser Interviews sollte eine Liste oder ein Katalog wichtiger und von den Kunden favorisierter Merkmale sein. Aus der Vielzahl der gefundenen Faktoren müssen anschließend die herausgefiltert werden, die von den Kunden für besonders wichtig erachtet werden, das heißt sog. kritische Qualitätsmerkmale darstellen. Die Bewertung dieser Merkmale bzw. das Kriterium für eine Prioritätenliste ergibt sich sowohl aus der Gewichtung durch die Kunden als auch durch die jeweilige Anzahl der Nennungen für dieses spezifische Merkmal.

Eine Variante der Vignetten-Technik (systematische Kartenabfrage von Kombinationen verschiedener zu bewertender Merkmale) ist das Prinzip des Paarweisen Vergleichs. Dieser kann mit Hilfe einer Matrix durchgeführt werden. Der Kunde hat dabei die Aufgabe zu beurteilen, welche der beiden jeweils gegenübergestellten Merkmale (Vignetten) er bevorzugt. Diese erhält dann zwei Punkte, die andere keinen Punkt. Im Falle einer Gleichbewertung erhalten beide Vignetten einen Punkt. Am Ende der Befragung werden die Ergebnisse zeilenweise aufaddiert und die Rangreihenfolge aus der erreichten Gesamtpunktzahl ermittelt.

Paarvergleich

	Freundliches Personal	Hygiene	Qualität des Essens	Kompetenz des Personals
Freundliches Personal	———	2	2	2
Hygiene	1	———	1	1
Qualität des Essens	2	2	———	2
Kompetenz des Personals	1	2	1	———
großzügige Besuchszeiten	2	2	0	2
ausreichende Parkplätze	0	2	0	2

Oft sind es nur wenige Qualitätsmerkmale die das Dienstleistungserlebnis positiv oder negativ bestimmen. Genau diese ausschlaggebenden Faktoren müssen vorab gefunden und in ihrer Ausprägung analysiert werden. Die Menge der Vignetten stellt eine Potenzfunktion aus Merkmalen und Anzahl der Werte dar, was bedeutet, daß bei steigender Anzahl von Kriterien auch eine expotentiell ansteigende Zahl von Vignetten entsteht. Um den Untersuchungsaufwand nicht unnötig ausufern zu lassen, sollte die Gesamtzahl der Vignetten auf 25 und damit auf 5 verschiedene Merkmale beschränkt werden. Dies gelingt insbesondere dadurch, indem sich das Augenmerk auf die spezifischen Aspekte und die kritischen Anforderungen der jeweiligen Dienstleistung richtet. Zudem sollte die Festlegung der Anzahl und die Auswahl der befragten Personen sorgfältig durchgeführt werden. Steigende Untersuchungszahlen treiben den Bedarf an Zeit und Kosten unnötigerweise in die Höhe ohne, daß daraus eine positive Korrelation für die Auswertung resultiert.

Ergebnisablaufanalyse (process flow chart)

Hauptaufgabe dieser Technik ist die Visualisierung und Ablaufgestaltung von Prozessen mit dem Ziel, diese einer systematischen Analyse zuführen zu können. Sie bildet dabei die Plattform für eine zielgerichtete Umsetzung von theoretischen strategischen Überlegungen auf die operative Ebene in Form von konkreten Maßnahmen.

Grundlage dieser Strategie ist die Darstellung bzw. Dokumentation komplexer Abläufe (Dienstleistungen) in Form von Ablaufdiagrammen. Dies bedeutet nichts anderes als die Standardisierung von Prozessen um zum einen die Reproduzierbarkeit zu gewährleisten und das Risiko von Fehlern und Qualitätsschwankungen zu minimieren (z.B. StOP`s), zum anderen durch Darstellung von Schnittstellen und anderen Problembereichen, diese für Qualitätsverbesserungsmaßnahmen zugänglich zu machen. Die Dokumentation an sich sollte eindeutig und mit wenigen Symbolen unterlegt, leicht verständlich gehalten werden, um damit objektive und quantifizierbare Aussagen über bereits etablierte oder zu modifizierende Prozesse treffen zu können.

Die Dokumentation in Form sogenannter Flow-Charts ist das Resultat eines Grundkonsenses aller Beteiligten auf der Grundlage individueller spezifischer Betrachtungsweisen. Damit wird sichergestellt, daß möglichst viele unterschiedliche Aspekte im Ablauf der Dienstleistungserbringung berücksichtigt werden. Dabei wird auf die Darstellung wichtiger Entscheidungssituationen (Schnittstellenproblematik) und potentieller Fehlerquellen besonderen Wert gelegt. Diese bilden die Grundlage für die Entwicklung und Umsetzung qualitätssichernder und verbessernder Maßnahmen. Zusätzlich erleichtern derart dokumentierte Prozeßabläufe die schnelle und reibungslose Einarbeitung neuer Mitarbeiter.

Bereits zu Beginn jeder Ausarbeitung von Prozeßablaufdiagrammen müssen die vorhandenen Systemgrenzen definiert und festgelegt werden, das heißt es muß vorab Klarheit über den Anfang und das Ende des Prozesses herrschen. Der Prozeß selbst kann, je nach Komplexität, in verschiedene Teilprozesse oder einzelne Episoden zerlegt werden. Oftmals werden hier bereits potentielle Fehler und Problembereiche offensichtlich. Die Ausarbeitung selbst erfolgt unter Einbeziehung der betroffenen Mitarbeiter wodurch das notwendige Fachwissen sowie die erforderliche Akzeptanz („Betroffene zu Beteiligten machen") gewährleistet ist. Darüber hinaus ist es möglich anhand verschiedener ergebnisorientierter Methoden zur Messung der Dienstleistungsqualität gezielt positive und negative Faktoren zu verifizieren. So können beispielsweise Aspekte wie Machbarkeits- oder Profitabilitätsanalysen ebenso wie Studien zur Abschätzung neuer zeit- und personalintensiver Dienstleistungen, in den Untersuchungsablauf einbezogen werden.

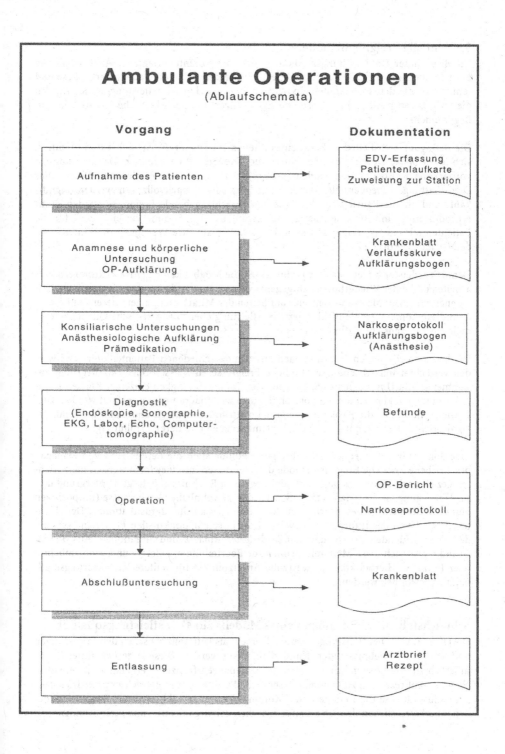

Ambulante Operationen
(Ablaufschemata)

Vorgang	Dokumentation
Aufnahme des Patienten	EDV-Erfassung Patientenlaufkarte Zuweisung zur Station
Anamnese und körperliche Untersuchung OP-Aufklärung	Krankenblatt Verlaufsskurve Aufklärungsbogen
Konsiliarische Untersuchungen Anästhesiologische Aufklärung Prämedikation	Narkoseprotokoll Aufklärungsbogen (Anästhesie)
Diagnostik (Endoskopie, Sonographie, EKG, Labor, Echo, Computertomographie)	Befunde
Operation	OP-Bericht Narkoseprotokoll
Abschlußuntersuchung	Krankenblatt
Entlassung	Arztbrief Rezept

Sequentielle Ereignismethode

Die Basis dieser Untersuchungsmethode bildet eine patientenorientierte Analyse entlang der Dienstleistungskette. Erfaßt und untersucht werden dabei die Patientenerlebnisse und -eindrücke an den sogenannten Kontaktpunkten mit den Dienstleistungsanbietern. Zu diesen gehören positive Ereignisse und Erfahrungen wie auch kritische Situationen und Begebenheiten.

Die Befragung selbst wird in Form eines offenen Interviews durchgeführt und orientiert sich idealerweise an den Vorgaben durch die jeweiligen Prozeßabläufe. Dadurch können vorhandene Kontaktpunkte eindeutig identifiziert und die verschiedenen Phasen der Dienstleistungen (sequentielle Darstellung) hinreichend nachvollzogen werden. Signifikante und für die Beurteilung des Patienten ausschlaggebende Ereignisse werden somit reproduzierbar und für eine Auswertung zugänglich. Die Summe der einzelnen, für die Patienten relevanten Ereignisse lassen Rückschlüsse auf ihre Wertigkeit im Hinblick auf den Qualitätseindruck zu.

Dem Dienstleister bietet sich damit zum einen die Möglichkeit negative Faktoren zu verarbeiten und einer Wiederholung entgegenzuwirken, zum anderen über die positiven Patientenerfahrungen Motivationsanreize auf Seiten der Mitarbeiter zu generieren. Auf dieser Grundlage können Problemfelder der Dienstleistung ebenso wie kritische Qualitätsmerkmale aus Kundensicht, definiert werden.

Die hierzu vorliegenden Informationen aus den verschiedenen Patienteninterviews werden verdichtet und gleiche oder ähnliche Ereignisse zu Klassen oder Oberbegriffen zusammengefaßt. Um möglichen Schwerpunkten bei der Häufigkeit einzelner Klassen Rechnung zu tragen, können diese graphisch in Form von Diagrammen gewichtet werden. Diese wiederum bilden die Basis für eine gezielte attributorientierte, und damit nicht nur ereignisorientierte, Befragung nach Qualitätsmerkmalen und deren Erfüllungsgrad.

Eine Sonderform der sequentiellen Ereignismethode stellt die bereits 1954 von Flanagan beschriebene kritische Ereignismethode dar. Bei dieser Interviewform werden die Patienten gezielt nach besonders positiven oder negativen Erlebnissen befragt. Hintergrund dieser Überlegung ist die Erfahrung, daß sich außergewöhnliche Geschehnisse (im positiven Sinne „Excitements") wesentlich intensiver einprägen als Standardsituationen. Der Nachteil dieser Form des Informationsgewinns liegt in seiner punktuellen Prozeßanalyse und der damit fehlenden Beurteilung standardisierter Abläufe und Situationen. Aus diesem Grund eignet sich diese Methodik primär zur Beurteilung etablierter und problembehafteter Prozesse. Hierbei können wertvolle Ansatzpunkte für weitere Verbesserungsmaßnahmen gewonnen werden.

Schwachstellenanalyse anhand eines Modells zur Dienstleistungsqualität

Die Qualität von Dienstleistungen kann allgemein als Differenz zwischen den Erwartungen und den realen Erlebnissen der Kunden aufgefaßt werden. Diese Differenz gilt es kontinuierlich zu überwachen um auftretende Diskrepanzen frühzeitig erkennen und entsprechend darauf reagieren zu können. Wesentliche Punkte bei der Betrachtung der Dienstleistungsqualität sind die Defizite in der Kommunikation sowohl innerhalb der verschiedenen innerbetrieblichen Bereich als auch zwischen der Organisation und ihren Kunden.

Hierbei gilt es fünf wesentliche Aspekte zu beachten:

1. In vielen Organisationen bestehen deutliche Differenzen zwischen den eigentlichen Kundenerwartungen und den Wahrnehmungen durch das Management. Dies hat zur Folge, daß Serviceleistungen am Bedarf vorbei generiert und von den Kunden nicht entsprechend honoriert werden. Oftmals basieren solche Fehleinschätzungen auf unzureichenden Analysen der Kundenwünsche.
2. Sind die Kundenwünsche ausreichend erfaßt, besteht häufig das Problem der Spezifikation der Dienstleistungsqualität. Dies bedeutet, daß eine Übertragung der erfaßten Kundenwünsche in die unternehmensinternen Vorgaben bereits an der Ausführung scheitert. Hinzu kommen strukturelle und organisatorische Hindernisse die eine adäquate Umsetzung der zuvor ermittelten Dienstleistungsangebote verhindern oder zumindest erschweren.
3. Zu den oben genannten Hindernissen gesellt sich häufig das Phänomen, daß die Qualität der erstellten Dienstleistungen nicht den Vorgaben der Spezifikationen entsprechen (prozeßbezogener Ansatz). Als Ursache hierfür kommen in erster Linie Unvermögen und die mangelnde Bereitschaft der Mitarbeiter korrekte Leistungen zu erbringen, in Frage. Weitere Negativfaktoren sind beispielsweise Zeitdruck, Personalmangel oder eine fehlende Qualifikation der Dienstleister.
4. Viele Krankenhaus- oder auch Bereichsleitungen neigen dazu den Kunden oft mehr Servicequalität zu versprechen, als das Unternehmen zu leisten in der Lage ist. Dies hat zur Konsequenz, daß die iatrogen hochgeschraubten Kundenerwartungen vielfach enttäuscht werden, was wiederum bei Kunden als auch Personal zu Frustrationen führt.
5. Die Subjektivität des Qualitätsbegriffs offenbart sich an den Differenzen zwischen den Erwartungen des Kunden an eine Dienstleistung und seiner Bewertung der erbrachten Dienstleistung. Dies macht deutlich, daß einzig und allein die Bewertung durch den Kunden ausschlaggebend dafür ist, was als Qualität erachtet wird - und was nicht (anwenderbezogene Betrachtungsweise). Sämtliche Vorgaben seitens der Geschäftsführung oder von Vorgesetzen relativieren sich am Qualitätsverständnis der Serviceempfänger.

Die Dienstleistungsqualität kann verschiedenen Untersuchungen zufolge grundsätzlich in fünf Dimensionen untergliedert werden:

• Materielles Umfeld	⇒	physisches Umfeld, Ausrüstung und Erscheinung des Personals
• Zuverlässigkeit	⇒	Fähigkeit, die versprochene Dienstleistung zuverlässig und akkurat auszuführen
• Entgegenkommen	⇒	Bereitschaft dem Kunden zu helfen und schnelle Dienstleistungen zu bieten
• Souveränität	⇒	das Wissen und die Höflichkeit des Personals und seine Fähigkeit Vertrauen zu schaffen
• Einfühlungsvermögen	⇒	sorgfältige, individuelle Aufmerksamkeit, die dem Kunden entgegengebracht wird

Quelle: Hoeth, U.; Schwarz, W.: Qualitätstechniken für die Dienstleistung 1997

Beschwerdemanagement

Das strategische Konzept des Beschwerdemanagements wird in seiner Funktionalität für die Qualitätsverbesserungsprozesse häufig unterschätzt. Für die Unternehmen bietet sich hier die einmalige Gelegenheit in unmittelbarem Kontakt mit dem Beschwerdeführer (Kunde oder Mitarbeiter) die Kausalkette für dessen Unzufriedenheit zu analysieren und entsprechend aufzuarbeiten. Der Tenor eines solchen Dialoges ist grundsätzlich positiv, zumal der Kunde mit seiner Beschwerde erkennen läßt, daß er die Geschäftsbeziehung auch weiterhin bestehen lassen möchte und um Verbesserungen bemüht ist.

Die Kooperationsbereitschaft des Kunden eröffnet den Unternehmen mit einem effektiv funktionierendem Beschwerdemanagement vielfältige Möglichkeiten:

- Juristische Auseinandersetzungen können bereits im Vorfeld vermieden werden.
- Wiedergutmachungsaktionen binden den Kunden stärker an das Unternehmen und sorgen für eine positive Mundpropaganda.
- Vorhandene Schwachstellen innerhalb der Organisation können frühzeitig erkannt und für die Zukunft vermieden werden.
- Kostenfreie Informationen und Anhaltspunkte für weitere Verbesserungen.
- Ergebnisorientierte Kundenbefragungen über Wettbewerber und positive Ereignisse unterstützen die Entwicklung von Lösungsansätzen.
- Standardisierte Interviews (Fragebogen) ermöglichen weitere Kunden zu den vorgebrachten Beschwerden zu hören, um die Problematik besser einordnen zu können.

Beschwerdeannahme und -bearbeitung

Die Tatsache, daß nur wenige Beschwerden bei ihren Adressaten landen, bedeutet nicht, daß die Kunden zufrieden sind. Sie ist vielmehr Ausdruck dafür, daß zum einen, eine erhebliche Hemmschwelle existiert („man könnte ja mal notfallmäßig eingeliefert werden und dann..."), zum anderen in den meisten Unternehmen / Krankenhäusern keine übergeordnete Instanzen existieren bei denen Beschwerden, gegebenenfalls anonym, vorgetragen werden können.

Untersuchungen haben gezeigt, daß nur lediglich 15% der unzufriedenen Kunden die Möglichkeit zur Beschwerde in Anspruch nehmen, wogegen 70% kommentarlos zum Wettbewerber übergehen. Die restlichen 15% bleiben, so Biermann, trotz Unzufriedenheit dem Unternehmen treu.

Die Organisation des Beschwerdemanagements kann sowohl zentral als auch dezentral erfolgen. Der Vorteil einer zentralen Bearbeitung ermöglicht eine bessere Koordination und Auswertung der Beschwerden und den Einsatz psychologisch geschulten Personals. Eine von den Patienten oftmals als unangenehm empfundene Konfrontation mit den Beschwerdeverursachern kann dadurch umgangen werden, beinhaltet aber zugleich den Nachteil, daß Mißverständnis nicht vor Ort und unkomplizierte Sachverhalte nicht unmittelbar und verursachergemäß beseitigt werden können. Der Vorteil einer dezentralen Organisation liegt insbesondere „auf dem kleinen Dienstweg" und der Möglichkeit unmittelbar auf die Beschwerden zu reagieren. Damit werden Informations- und Zeitverluste vermieden und der Patient erhält ein unmittelbares Feedback auf seine Anliegen. Gleichgültig der Tatsache ob die vorgebrachten Beschwerden gerechtfertigt sind oder nicht, muß darauf reagiert werden. Dem Patient muß glaubhaft vermittelt werden, daß er und seine Beschwerden ernst genommen 'werden. Ziel dabei ist es die ehemals negativen Erfahrungen in positive Elemente umzuwandeln.

Um anhand des Beschwerdemanagements Verbesserungsmöglichkeiten erarbeiten zu können ist es erforderlich, die Probleme die zu den entsprechenden Beschwerden führten, systematisch aufzuarbeiten. Dies gelingt am besten indem die verschiedenen internen Abläufe mittels Ereignisablaufanalyse überprüft werden. Je nach Relevanz der Probleme, sollten diese frühzeitig den betroffenen Mitarbeitern oder den dafür verantwortlichen Stellen bekannt gemacht und Lösungsansätze diskutiert werden. Die Lösung selbst sollte auf einem allgemeinen Konsens beruhen und nach ihrer Einführung auf Funktionalität und Akzeptanz überprüft werden. Gerade bei der Aufarbeitung von Problemen bietet sich die Möglichkeit, die eigenen Mitarbeiter in den Verbesserungsprozeß mit einzubeziehen. Beschwerdemanagement und betriebliches Verbesserungswesen laufen dabei konform.

Frequenz-Relevanz-Analyse

Gerade im Gesundheitswesen sind die Ärzte und Schwestern mit einer zunehmenden Fülle von Problemen und Unzulänglichkeiten konfrontiert. Dies rührt zum einen daher, daß viele Stellen aus Kostengründen abgebaut bzw. nicht besetzt werden und zum anderen neben der Routinearbeit wenig Zeit für eine Reflexion über die eigene Arbeitsweise zur Verfügung steht. Erschwerend hinzu kommt, daß je nach Patientenklientel unterschiedliche Anspruchs- und Erwartungshaltungen existieren und diese nach Möglichkeit bedient werden müssen. In diesem Wust an Problemen ist es besonders notwendig den Überblick zu behalten und die begrenzten finanziellen und personellen Ressourcen in den Bereichen einzusetzen in denen es besonders wichtig ist. Um nicht planlos agieren zu müssen, sollten vorab die dringendsten Probleme ermittelt und, daraus abgeleitet, eine Prioritätenliste erstellt werden.

Fragebogen zur Frequenz-Relevanz-Analyse

Bitte geben Sie bei Problemen oder Reklamationen an, ob es sich um einen Wiederholungsfall handelt und wie negativ Sie dieses Problem empfunden haben:			
	Wiederholungsfall		**Gewichtung**
	ja	nein	1 2 3 4 5 6
Unfreundliches Personal	❏	❏	1 2 3 4 5 6
Unsauberre Räumlichkeiten	❏	❏	1 2 3 4 5 6
Unverständliche ärztliche Aufklärung	❏	❏	1 2 3 4 5 6
Unsachgemäße Ausstattung	❏	❏	1 2 3 4 5 6
Fehlende Termintreue	❏	❏	1 2 3 4 5 6
Unübersichtliches Serviceangebot	❏	❏	1 2 3 4 5 6
Fehlende Ansprechpartner	❏	❏	1 2 3 4 5 6
Unzureichendes Essen	❏	❏	1 2 3 4 5 6

Gewichtung:
1 = Ärgert mich zwar, aber kann schon mal vorkommen
2 = Ärgert mich ziemlich, doch ein Wechsel des Hauses kommt nicht in Betracht
3 = Ärgert mich stark, haben den Wechsel des Hauses erwogen
4 = Ärgert mich so, daß ich mit Sicherheit wechsle, wenn es nochmals passiert
5 = Hat mich so geärgert, daß ich das Haus meiden werde

Quelle: Eversheim 1996 (modifiziert)

Mit Hilfe einer sogenannten Frequenz-Relevanz-Analyse können, durch eine gezielte Gegenüberstellung von Auftretenswahrscheinlichkeit und Bedeutung von Problemen Hinweise auf die Relevanz von Problemlösungen erarbeitet werden. Grundlage dieser Auswertungen sind verschiedenste Patientenbefragungen und die Gewichtung der Ergebnisse in Form einer zweidimensionalen Portfolio-Darstellung (Häufigkeit von Fehlern - Bedeutung von Fehlern). Je nach Lage der untersuchten Parameter ergibt sich daraus die Dringlichkeit des Handlungsbedarfs.

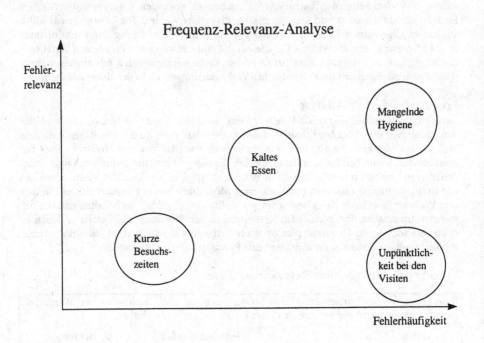

Kraftfeldanalyse

Die Kraftfeldanalyse als solche ist eine ideale Ergänzung zu der zuvor beschriebenen Frequenz-Relevanz-Analyse. Sie dient in erster Linie der Ausarbeitung konkreter Maßnahmenkataloge im Hinblick auf konfliktträchtige Themen und Problemstellungen.

Grundlage, wie bei nahezu jeder Managementtechnik, ist die Bereitschaft aller Beteiligten zu einer offenen und konfliktfähigen Diskussionskultur. Hinzu kommt die Notwendigkeit fundierten Wissens über die Themenstellung.

```
┌─────────────────────────────────────────┐
│ Einführung eines effizienten             │
│ Vorschlagswesens                         │
└─────────────────────────────────────────┘

┌──────────────────────┐        ┌──────────────────────┐
│ Welche negativen     │        │ Welche positiven     │
│ Faktoren behindern   │        │ Faktoren fördern die │
│ die Einführung?      │        │ Einführung?          │
└──────────────────────┘        └──────────────────────┘

┌──────────────────────┐        ┌──────────────────────┐
│ Was sind die         │        │ Was sind die drei    │
│ wichtigsten drei     │        │ wichtigsten positiven│
│ negativen Faktoren?  │        │ Faktoren?            │
└──────────────────────┘        └──────────────────────┘

┌──────────────────────┐        ┌──────────────────────┐
│ Maßnahmen zur        │        │ Maßnahmen zur        │
│ Schwächung der drei  │        │ Stärkung der drei    │
│ wichtigsten neg. Faktoren │   │ wichtigsten pos.Faktoren │
└──────────────────────┘        └──────────────────────┘

┌─────────────────────────────────────────┐
│ Maßnahmenplan: wer, was, wann, bis       │
│ wann?                                    │
└─────────────────────────────────────────┘
```

ABC- oder Paretoanalyse

Die ABC- oder Paretoanalyse ist eine graphische Darstellung von Informationen, um aus einer Vielzahl von Einflußfaktoren diejenigen herauszufinden, die entscheidend zum Ergebnis eines Prozesses beitragen. Unter der Überlegung, daß häufig nur sehr wenige Faktoren einen Prozeß maßgeblich beeinflussen, können somit Prioritäten zum Beispiel für Fehler-Abstellmaßnahmen gesetzt werden. Anders ausgedrückt bedeutet dies, daß mit Hilfe der Pareto-Analyse diejenigen Faktoren festgestellt werden können, bei denen fehlerverhütende Maßnahmen am effektivsten zu einer Kostensenkung beitragen. Die Erfahrung zeigt, daß bereits 20% der Summenhäufigkeit der in der Rangfolge führenden Faktoren, 80% der Kosten verursachen.

Zur Auswertung der Pareto-Analyse werden zunächst die Rangfolgen der Fehlerarten ermittelt, daraus die individuellen Prozentanteile errechnet und diese wiederum zu Summenhäufigkeiten aufaddiert und bei Bedarf graphisch dargestellt. Dem Kurvenverlauf mit der größten Steigung wird der Bereich A zugeordnet. Bereich B und C sind gekennzeichnet durch eine deutlich geringer Steigung bzw. durch einen abgeflachten Kurvenverlauf.

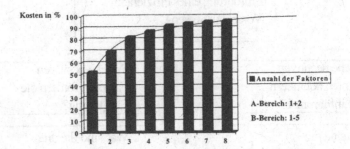

ABC- oder Paretoanalyse

Die Abbildung macht folgendes deutlich:

A-Bereich: Die Summe zweier Faktoren verursachen bereits ca. 70% der Kosten. In diesem Bereich bzw. bei diesen Faktoren sind Fehlerverhütungsmaßnahmen am wirkungsvollsten.

B-Bereich: Unter der Berücksichtigung der nachfolgenden drei Faktoren werden bereits nahezu 95% der Kostentreiber erfaßt.

C-Bereich: Die restlichen Faktoren verursachen lediglich ca. 5% der Fehlerkosten.

Service-/Prozeß oder Produkt FMEA (Failure Mode and Effect Analysis)

Die Dienstleistungsbranche, allen voran das Gesundheitswesen, sieht sich mit einer stetig steigenden Erwartungshaltung seiner Kunden konfrontiert. Je nach Erfüllungsgrad resultiert daraus entweder eine zunehmende Kundenzufriedenheit und damit verbunden auch eine entsprechende Kundentreue, oder Unzufriedenheit und Enttäuschungen sorgen dafür, daß ein negatives Unternehmensimage entsteht was sich insbesondere in einem Rückgang der Kundenzahlen bzw. in einem Wechsel zu einem anderen Anbieter verdeutlicht.

Unter diesen Aspekten wird es offensichtlich, daß insbesondere im Dienstleistungsbereich mangelnde Servicequalität katastrophale Folgen für das Unternehmen haben kann. Die Kunden akzeptieren heutzutage keine fehlerhaften Produkte oder unzulängliche Dienstleistungen. Von daher müssen bei der Entwicklung neuer und der Reorganisation vorhandener Dienstleistungsprozesse, Fehlervermeidungsstrategien oberste Priorität haben. Um dies zu gewährleisten, muß sich der Anbieter, bereits in der Planungs- und Gestaltungsphase, über mögliche Fehler, deren Ursachen und Auswirkungen klar werden. Es gilt bereits in der Entwicklungsphase potentielle Fehler, Fehlerursachen und Fehlerkonsequenzen vorab zu eruieren um präventive Maßnahmen frühzeitig ergreifen zu können und um damit Reklamationen, Gewährleistungsansprüche, Haftungsfälle, Nacharbeit und Ausschuß zu vermeiden. Es ist nicht die Qualität, sondern es sind die Fehler die Kosten verursachen.

Solche Kosten sind zumeist nicht unerheblich und können durch geeignete Qualitätsmanagementmaßnahmen vermieden oder zumindest reduziert werden. Fehlerkosten bilden damit ein enormes Rationalisierungspotential das in den seltensten Fällen als solches genutzt wird. Im Gegensatz zum Fehlerverhütungsgedanken liegen häufig die Schwerpunkte der unternehmerischen Aktivitäten und Investitionen in den Bereichen Prüfung und Fehlerbeseitigung, wie sich aus der folgenden Aufstellung des BMFT (VDE-Nachrichten 4/92) ergibt:

10% der Qualitätskosten entfallen auf die Fehlerverhütung 40% der Qualitätskosten werden für Prüfungen (Herausprüfen von Fehlern) aufgewendet 50% der Qualitätskosten werden in Maßnahmen zur Fehlerbeseitigung investiert.

Als proaktives Instrument zur umfassenden und strukturierten Suche potentieller Fehler findet die Fehlermöglichkeits- und Einflußanalyse (FMEA = Failure Mode and Effect Analysis) ihre Anwendung. Diese seit Jahren in der Industrie (z.B. Apollo-Projekt der NASA) erfolgreich eingesetzte Qualitätstechnik, ermöglicht zum einen bereits in der Planungsphase Fehler und Fehlerursachen frühzeitig zu erkennen, zurückzuverfolgen, Auswirkungen solcher Fehler abzuschätzen, zu bewerten und Maßnahmen zur Fehlervermeidung zu entwickeln. Zum anderen können damit bereits etablierte Prozeßabläufe (Prozeß-FMEA) oder Produkte (Konstruktions-FMEA) auf mögliche Fehler überprüft oder von drohenden Fehlern befreit werden. Die FMEA gilt im Sinne des Produkthaftungsgesetzes als Stand der Technik bei der Fehlervermeidung und Risikobewertung und findet aufgrund ihres allgemeingültigen Charakters auch vermehrt Einsatz bei verschiedensten Geschäftsprozessen der Bereiche Dienstleistung und Administration.

Die Technik der FMEA sollte grundsätzlich für alle Prozesse und Abläufe eingesetzt werden, in denen Probleme auftreten können, die das Ergebnis des Dienstleistungsprozesses oder den Prozeß selbst negativ beeinflussen könnten. Schwerpunktmäßig sollten dabei potentiell kritische Situationen (Notfallmanagement) analysiert werden. Oftmals können bereits vorliegende Ergebnisse anderweitiger Untersuchungen und Erhebungen (Beschwerdemanagement) in die Bearbeitung integriert werden.

Rahmenbedingungen und Ablauf

Um eine FMEA effektiv und erfolgreich durchführen zu können, ist der Einsatz eines interdisziplinär und sachkundig besetzen Teams unabdingbar. Dabei sollte wenigstens ein Teilnehmer über Erfahrungen zum Ablauf einer FMEA verfügen und als Moderator fungieren können. Je nach Fragestellung sollten darüber hinaus weitere Experten oder auch Kunden mit in den Beurteilungs- und Analyseprozeß einbezogen werden.

Der prinzipielle Ablauf konzentriert sich auf die Bearbeitung der verschiedenen Punkte innerhalb des FMEA-Formblattes. Die Stammdaten enthalten, neben der Festlegung der Art der FMEA (Prozeß- oder Produkt-FMEA) allgemeine Daten zu den beteiligten Personen, dem Erstellungsdatum als auch detaillierte Angaben zu dem analysierten Produkt bzw. der Dienstleistung.

Die Prozeßbeschreibung beinhaltet die Dokumentation der untersuchten Prozesse bzw. Prozeßabschnitte und deren Abgrenzung gegenüber nachfolgenden oder angrenzenden Prozessen. Bei Bedarf kann die Prozeßbeschreibung, aus Gründen der Übersichtlichkeit, mittels eines process flow charts unterlegt werden. Für unerfahrene Bearbeitungsteams sollten zudem die Eigenschaften und die Funktionen der jeweiligen Arbeitsschritte kurz umrissen werden. Am Anfang jeder Bearbeitung sollten nur solche Probleme und Fehler analysiert werden, welche besonders häufig auftreten und entsprechend schwerwiegend sind und deren Beseitigung unmittelbar vorzeigbare Ergebnisse liefern. Anhaltspunkte hierfür liefern die Ergebnisse der Paretoanalyse.

Die Spalte „potentielle Fehler" beinhaltet eine möglichst umfassende Auflistung aller in Frage kommender Probleme und Schwachstellen des jeweiligen Produktes oder der Dienstleistung. Durch einen Vergleich ähnlicher oder gleichgearteter Prozesse können ebenso wie durch das brainstorming wertvolle Hinweise für die Identifikation solcher Schwachpunkte gewonnen werden. Im Anschluß daran werden diese Punkte in einer weiteren Spalte auf vermeintliche Folgen für den dazugehörigen Prozeß oder den Kunden hinterfragt („Was passiert wenn...").

Ein weiterer Aspekt der Prozeßanalyse ist die Klärung vermeintlicher Fehlerursachen. Sie ist die Grundvoraussetzung um spätere Fehlervermeidungsstrategien effektiv festlegen zu können. Anhaltspunkte hierzu liefern zum Beispiel die Ergebnisse sogenannter Ursache-Wirkungs-Diagramme (Ishikawa-Diagramm).

Die Bewertung der FMEA-Ergebnisse resultiert aus der Festlegung der Faktoren Auftretenswahrscheinlichkeit, Bedeutung und Entdeckung. Hierbei wird berücksichtigt, daß Fehlern prinzipiell mehrere Ursachen zugrunde liegen können und, daß diesen auch unterschiedliche Bedeutungen zukommen. Ein weiterer wichtiger Faktor ist die Wahrscheinlichkeit bzw. Möglichkeit der frühzeitigen Entdeckung. Das Produkt dieser drei Faktoren (AxBxE) ergibt die sogenannte Risikoprioritätszahl (RPZ). Sie ist ein Maß für die Schwere der potentiellen Fehler und dient, durch den Ergebnisvergleich vorangegangener Untersuchungen, der Erfolgskontrolle im Verlauf von (reaktiven) Abstellmaßnahmen.

Zur Bewertung dieser drei Faktoren wird jeweils eine Skala von 1 (= unwahrscheinlich) bis 10 (nahezu sicher) verwendet. Sie bildet den Maßstab für die Festlegung der untersuchten Parameter und gewährleistet zudem die Vergleichbarkeit verschiedener FMEA`s.

Bewertungsskalen

Wahrscheinlichkeit des Auftretens	Häufigkeit	Risikofaktor
Sehr hoch: Es ist nahezu sicher, daß Fehler in größerem Umfang auftreten werden.	1/10 - ½	9 - 10
Hoch: In früheren Prozessen kam es öfters zu Fehlern oder Schwierigkeiten	1/200 - 1/20	7 - 8
Mittel : Fehler treten gelegentlich, aber nicht in größerem Maße auf.	1/2000 - 1/200	5 - 6
Gering: Fehler treten verhältnismäßig selten auf. Die Prozesse entsprechen früheren Entwürfen.	1/10000 - 1/2000	3 - 4
Sehr gering: Es ist sehr unwahrscheinlich, daß ein Fehler auftritt. Bei qualitativer Prüfung < 1/20000.	1/20000 - 1/10000	1 - 2

Quelle: Modifiziert nach VDA

Bedeutung (Auswirkung auf den Kunden / Endabnehmer)	Risikofaktor
Es ist unwahrscheinlich, daß der Kunde den Fehler bemerken wird. (z.B. falsche Öffnungszeiten der Bibliothek auf dem Infoblatt)	1 - 2
Der Fehler ist unbedeutend und der Kunde wird nur geringfügig belästigt oder beeinträchtigt. (z.B. Die Entlassung verzögert sich, da kein Stationsarzt zur Verfügung steht).	3 - 4
Der Fehler oder die Fehlleistung wird Unzufriedenheit beim Kunden auslösen. Er wird sich durch den Fehler belästigt fühlen. (z.B. Der zugesagte Op-Termin muß verschoben werden)	5 - 6
Schwerer Fehler. Der Fehler löst Verärgerung beim Kunden aus. (z.B. Der Patient muß aus Bettenmangel die Nacht auf dem Flur verbringen).	7 - 8
Äußerst schwerwiegender Fehler der die Sicherheit oder die Einhaltung gesetzlicher Vorschriften beeinträchtigt. (z.B. Die Medikation der Patienten wurde versehentlich vertauscht).	9 - 10

Quelle: Modifiziert nach VDA

Wahrscheinlichkeit der Entdeckung	Risikofaktor
Hoch: Funktioneller Fehler, der bei den nachfolgenden Arbeitsgängen bemerkt wird. Die Wahrscheinlichkeit des Entdeckens ist nahezu 100%.	1
Mäßig: Augenscheinliches Fehlermerkmal. Die 100%-Prüfung eines einfachen Merkmals führt in 99,7% der Fälle zur Entdeckung.	2 - 5
Gering: Leicht zu erkennendes Fehlermerkmal. Die Wahrscheinlichkeit des Entdeckens ist mindestens 98%	6 - 8
Sehr gering: Nicht leicht zu erkennendes Fehlermerkmal. Trotz visueller oder manueller Prüfung ist die Wahrscheinlichkeit des Entdeckens nur > 90%.	9
Unwahrscheinlich: Das Merkmal wird oder kann nicht geprüft werden.	10

Quelle: Modifiziert nach VDA

Aus den Ergebnissen der Risikoprioritätszahlen resultieren Dringlichkeit und Reihenfolge der verschiedenen zur Verfügung stehenden Abstellmaßnahmen. Dabei ist zu beachten, daß sich größenordnungsmäßig identische Produkte (RPZ) aus verschiedenen Faktoren zusammensetzen können, welche wiederum unterschiedliche Gegenmaßnahmen zur Konsequenz haben.

So sind beispielsweise Prozeßveränderungen immer dann angebracht, wenn Fehler oder Fehlleistungen mit hoher Wahrscheinlichkeit auftreten und Kontrollmaßnahmen wie im Falle von Dienstleistungen wenig Sinn machen.

Die Einleitung und Verfolgung gezielter Abstellmaßnahmen soll insbesondere dazu führen, daß entweder

- die Bedeutung der Fehler und / oder
- die Wahrscheinlichkeit des Auftretens reduziert, und / oder
- die Wahrscheinlichkeit der Entdeckung erhöht wird.

Die Festlegung des „was - wann - wer" ist für die Umsetzung der Verbesserungsmaßnahmen extrem wichtig, soll doch verhindert werden, daß die Ergebnisse aufgrund fehlender Zuständigkeiten und mangelnder Terminierung im Sande verlaufen.

Produkt-FMEA

FMEA: Fehler-, Möglichkeits- und Einfluß-Analyse: Injektomat								
Konstruktions-FMEA ☐				Prozeß-FMEA ☐				
System (Funktionen)	potentielle Fehler	potentielle Folgen	Derzeitiger Zustand					Abstellmaßnahmen
			Vorbeugende Maßnahmen Kontroll- / Prüfmaßnahmen	A	B	E	RPZ	
Injektomat fördert die eingestellte Infusionsmenge	Infusionsmenge und eingestellte Dosis stimmen nicht überein	Der Patient erhält zu geringe Medikamentendosen	Regelmäßige Funktionsprüfung	4	5	8	160	Alleinige Verwendung zugelassenen Verbrauchsmaterials
Injektomat fördert kontinuierlich	Ausfall des Injektomaten	Der Patient erhält keine Infusion	Regelmäßige Sicht- und Funktionsprüfung (Selbstcheck)	6	8	8	384	siehe Vorbeugemaßnahmen

A = Auftretenswahrscheinlichkeit   B = Bedeutung (Relevanz der Problematik)   E = Entdeckungswahrscheinlichkeit   RPZ = Risikoprioritätszahl

Ursache-Wirkungs-Diagramm (Ishikawa)

Die Einsatzmöglichkeiten des in der Gruppe bzw. mittels Brainstorming entwickelten Ishikawa-Diagramms sind vielfältig. Haupteinsatzgebiete sind vor allem Fehleranalysen oder Verbesserungsansätze für verschiedenste Prozeßformen.

Die zu untersuchenden Parameter (Wirkung) werden in Form einer graphischen Darstellung aufgetragen (am Ende der horizontalen Linie) und die in Frage kommenden Haupt- und Einzelursachen in logischer und kompakter Form zugeordnet und bei Bedarf in ihrer Bedeutung gewichtet.

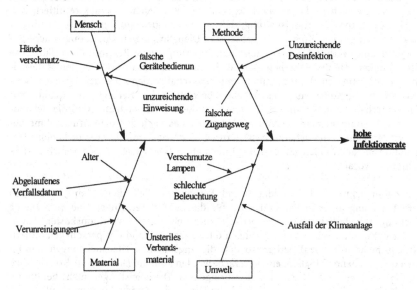

Ursache-Wirkungs-Diagramm (Ishikawa-Diagramm)

III. Grundgedanken der Entwicklung von Qualitäts management-Normen

Die Inanspruchnahme von Dienstleistungen durch den Patienten, bedeutet stets ein Vertrauensvorschuß gegenüber dem behandelnden Arzt, dem Pflegepersonal oder der jeweiligen Organisation. Die Besonderheit der zumeist gesundheitsrelevanten Dienstleistungen, ist gekennzeichnet durch mehr oder minder intensive Eingriffe in die körperliche, geistige, seelische und oft auch in die soziale Integrität des Betroffenen. Daraus resultiert, verständlicherweise, die Erwartungshaltung, daß er insbesondere im Bereich der medizinischen Versorgung, neben einwandfrei erbrachten Dienstleistungen, eine ganzheitliche Betreuung und damit verbunden eine dauerhafte Linderung seiner Beschwerden erfährt. Die Qualitätsfähigkeit d.h. die Sicherheit, daß alle hierbei zum Einsatz kommenden Materialien (Arzneimittel, Implantate, Hilfsmittel) und Gerätschaften den Anforderungen genügen, wird als selbstverständlich vorausgesetzt. Eine Bewertung der Dienstleistungsqualität vor Beginn der Behandlung ist damit nahezu ausgeschlossen, was bedeutet, daß die Behandlung und Betreuung allenfalls während oder spätestens nach der Inanspruchnahme bewertet werden kann. Eine detaillierte Bewertung setzt dabei sowohl eine lückenlose Dokumentation als auch einen ungestörten Informationsfluß zwischen den verschiedenen Einrichtungen voraus.

Da die Untersuchungs-, Behandlungs- und Betreuungsmöglichkeiten einer ständigen Weiterentwicklung unterworfen sind, wird für die Leistungserbringer eine permanente Angleichung erforderlich. Diese sind jedoch, aufgrund hoher Investitionskosten, baulichen oder organisatorischen Veränderungen oder auch aufgrund der personellen Situation oftmals nicht sofort realisierbar, so daß die angebotenen Dienstleistungen nur im Rahmen der gegebenen Möglichkeiten erbracht werden können. Dies hat zur Konsequenz, da die Qualität und das Niveau der zu erbringenden Dienstleistungen nicht bereits im Vorfeld der Behandlung prüfbar sind, daß beim Dienstleister und allen seinen Zulieferanten qualitätssichernde Begleitmaßnahmen durchgeführt werden müssen. Diese bereichsübergreifenden Qualitätssicherungsmaßnahmen wiederum werden in einem Qualitätsmanagementsystem zusammengefaßt.

Aus Sicht des Patienten kann nur ein wirksames Qualitätsmanagementsystem des Dienstleisters die Grundlage für die gute Qualität der Ausführung und der dabei verwendeten Materialien sein. Das System selbst ist darauf ausgerichtet, in allen Bereichen des Unternehmens ein angemessenes Qualitätsniveau zu realisieren und entsprechend nachzuweisen. Dies ist insbesondere dann von Belang, wenn durch Prüfungen und Kontrollen allein, die angestrebte Qualität nicht sichergestellt oder verifiziert werden kann. Die Interessen des Dienstleistungsanbieters und seiner Zulieferanten gehen damit konform, zumal jede Behandlung Gefahren für Leben und Gesundheit beinhalten kann. Es ist deshalb erforderlich, alle Maßnahmen zur Organisation, zur Qualitätsplanung, Qualitätslenkung und Qualitätsplanung festzulegen, einzurichten und auf ihre Funktionsfähigkeit hin regelmäßig zu überprüfen. Das so implementierte Qualitätsmanagementsystem dient einerseits der Vertrauensbildung gegenüber den Patienten, Kostenträgern, Behörden und Zulieferanten, andererseits dem Nachweis (Qualitätsdarlegung), daß Dienstleistungen und eingesetzte Produkte und Materialien den anerkannten Regeln und dem Stand der Technik entsprechen, d.h. die allgemeinen Qualitätsforderungen erfüllt werden.

Die Besonderheit eines solchen Qualitätsmanagementsystems liegt in seiner Unternehmensspezifität, was gleichzeitig bedeutet, daß derartige Systeme nicht normierbar sind. Normierbar sind statt dessen allgemeingültige Empfehlungen und Leitlinien für ein Qualitätsmanagementsystem und dessen einzelne Elemente. Innerhalb dieser Elemente werden die Forderungen an die einzurichtenden bzw. nachzuweisenden Qualitätssicherungsmaßnahmen strukturiert, geordnet und dem Grundsatz nach so beschrieben, daß sie anwendbar und nachvollziehbar sind.

Der Grundgedanke durch entsprechende QM-Regelwerke, die Qualitätsfähigkeit von Unternehmen zu verbessern, basiert bereits auf Entwicklungen in den USA in den frühen 50er Jahren. Hier waren insbesondere die hohen Qualitäts- und Sicherheitsanforderungen der Militärs der treibende Faktor. Ausgangspunkt dieser Entwicklung war die Norm MIL Q 9858 aus der sich, neben einer ganzen Reihe firmen- und branchenspezifischen und schließlich nationalen und branchenübergreifenden Regelwerke, die internationale Normenreihe ISO 9000 entwickelt. Diese in den 80er Jahren entstandene internationale Normenreihe basiert auf allen damals bekannten Regelwerke. Mittlerweile wurde sie von den meisten ISO-Mitgliedsstaaten in ihr nationales Normenwerk übernommen (DIN-Deutsche Industrienorm, EN-Europäische Industrienorm)

Bereits von Anfang an wurde dabei zwischen Leitlinien und Darlegungsnormen unterschieden:

- Leitlinien für das Qualitätsmanagement und die erforderlichen Qualitätselemente (ISO 9000 u. ISO 9004)
- Darlegungsnormen für ein Qualitätsmanagementsystem als Systemnachweis (ISO 9001 - 9003)

Aufbau eines modernen Qualitätsmanagementsystems

Die Grundlage für den Aufbau eines modernen Qualitätsmanagementsystems bietet die Normenfamilie DIN EN ISO 9000 (DIN EN ISO 9000 - 9004). Teil 1 der Norm DIN EN ISO 9000 dient dabei als Grundlage und Orientierungsmittel für die gesamte Normenreihe. Darin enthalten sind verschiedenste Hinweise zur Auswahl und Anwendung der einzelnen Normen. Weitere Themen sind die Festlegung und der Nachweis qualitätsbezogener Ziele und Verantwortlichkeiten spezifischer Organisationen, die Beurteilung von QM-Systemen oder auch die Funktion und Nutzen der Dokumentation eines QM-Systems. Teil 2 der Norm liefert allgemeine Hinweise für die Anwendung und Interpretation der Normen DIN EN ISO 9001-9003.

Die Modelle zur Darlegung des Qualitätsmanagementsystems müssen als Qualitätsdarlegungs-normen (DIN EN ISO 9001 - 9003) verstanden werden. Sie orientieren sich, wie bereits erwähnt, an den Interessen der Kunden mit dem primären Ziel, das Vertrauen in das Qualitätsmanagementsystem der betreffenden Organisation, sicherzustellen. Sie dienen damit der externen Darlegung.

Die Normen DIN EN ISO 9001, 9002 und 9003 umfassen drei Modelle , die zur Qualitätsmanagementdarlegung für externe Belange angewendet werden und die sich (z.B. für Lieferanten) für vertragliche Vereinbarungen eignen. Damit verbunden, und im Vertragsfall nachzuweisen, sind drei unterschiedliche Stufen an Forderungen an das QM-System:

DIN EN ISO 9001: Qualitätssicherungssysteme - Modelle zur Darlegung der Qualitätssicherung in Design / Entwicklung, Produktion, Montage und Kundendienst..

DIN EN ISO 9002: Qualitätssicherungssysteme - Modelle zur Darlegung der Qualitätssicherung in Produktion und Montage.

DIN EN ISO 9003: Qualitätssicherungssysteme - Modelle zur Darlegung der Qualitätssicherung in der Endprüfung.

Die Norm DIN EN ISO 9004-1 ist ein grundlegender Leitfaden mit zahlreichen Empfehlungen und Anleitungen zum Aufbau eines Qualitätsmanagementsystems. Darin enthalten ist eine Sammlung von Elementen, mit deren Hilfe das QM-System entwickelt und implementiert werden kann. Die Ausrichtung zielt primär nach innen, d.h. Auswahl und Umfang der Elemente orientieren sich an den Bedürfnissen der zugrundeliegenden Organisation. Insbesondere für Dienstleistungsunternehmen interessant ist der Leitfaden DIN EN ISO 9004-2. (Qualitätsmanagement und Qualitätsmanagementelemente - Leitfaden für Dienstleistungen). Eine Zertifizierung auf Basis dieser Norm ist nicht möglich.

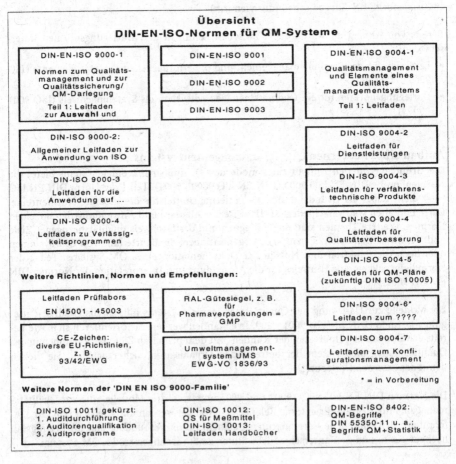

Übersicht
DIN-EN-ISO-Normen für QM-Systeme

DIN-EN-ISO 9000-1	DIN-EN-ISO 9001	DIN-EN-ISO 9004-1
Normen zum Qualitätsmanagement und zur Qualitätssicherung/ QM-Darlegung	DIN-EN-ISO 9002	Qualitätsmanagement und Elemente eines Qualitätsmanagementsystems
Teil 1: Leitfaden zur **Auswahl** und	DIN-EN-ISO 9003	Teil 1: Leitfaden

DIN-ISO 9000-2:		DIN-ISO 9004-2
Allgemeiner Leitfaden zur Anwendung von ISO		Leitfaden für Dienstleistungen

DIN-ISO 9000-3		DIN-ISO 9004-3
Leitfaden für die Anwendung auf ...		Leitfaden für verfahrenstechnische Produkte

DIN-ISO 9000-4		DIN-ISO 9004-4
Leitfaden zu Verlässigkeitsprogrammen		Leitfaden für Qualitätsverbesserung

Weitere Richtlinien, Normen und Empfehlungen:

DIN-ISO 9004-5
Leitfaden für QM-Pläne
(zukünftig DIN ISO 10005)

Leitfaden Prüflabors EN 45001 - 45003	RAL-Gütesiegel, z. B. für Pharmaverpackungen = GMP	DIN-ISO 9004-6* Leitfaden zum ????
CE-Zeichen: diverse EU-Richtlinien, z. B. 93/42/EWG	Umweltmanagementsystem UMS EWG-VO 1836/93	DIN-ISO 9004-7 Leitfaden zum Konfigurationsmanagement

* = in Vorbereitung

Weitere Normen der 'DIN EN ISO 9000-Familie'

DIN-ISO 10011 gekürzt: 1. Auditdurchführung 2. Auditorenqualifikation 3. Auditprogramme	DIN-ISO 10012: QS für Meßmittel DIN-ISO 10013: Leitfaden Handbücher	DIN-EN-ISO 8402: QM-Begriffe DIN 55350-11 u. a.: Begriffe QM+Statistik

Quelle: Dietz, W: Fach-Datenbank Qualitätsmanagement 1997

Die einzelnen Elemente der Normen beinhalten eine detaillierte Ziel- und Zwecksetzung, d.h. sie definieren die angestrebten Effekte des QM-Systems, ohne dabei die praktische Ausgestaltung vorzugeben. Diese bleibt jedem Anwender vorbehalten. Die Qualitätsmanagementsystem-Normen sind von daher allgemeingültig formuliert und nicht produktspezifisch. Sie beschreiben statt dessen unterschiedlichste Normenforderungen, innerhalb der verschiedenen Elemente, welche auf das jeweilige Produkt oder Dienstleistung und die entsprechende Organisation umgesetzt werden müssen. Produktspezifische Normen bleiben davon unberührt, d.h. diese sollen weder ersetzt noch in irgendeiner Form ergänzt werden.

Die Auswahl der jeweiligen Norm richtet sich in erster Linie nach dem Darlegungsgrad und den darin enthaltenen Auswahlkriterien. Daraus ergeben sich sowohl der Nachweisumfang als auch die Nachweistiefe für die entsprechende Qualitätsmanagementdarlegung. Von zentraler Bedeutung, und für Krankenhäuser am ehesten in Betracht kommend, sind die Normen DIN EN ISO 9001 und DIN EN ISO 9004-1 bzw. 9004-2 (Leitfaden für Dienstleistungen). Im Gegensatz zur Norm 9004 enthält die Norm DIN EN ISO 9001 Forderungen an die Qualitätssicherung/QM-Darlegung, die zur Darlegung des QM-Systems nach außen hin angewendet werden können und damit die Basis für eine Zertifizierung darstellen. Die Norm DIN EN ISO 9004 wiederum bildet die Grundlage für die Entwicklung und Umsetzung eines internen Qualitätsmanagementsystems, wobei dessen Gestaltung von den spezifischen Faktoren (Dienstleistungen, Prozesse, Ziele) des jeweiligen Krankenhauses abhängt. Darin enthalten sind insbesondere Hinweise zu finanziellen Überlegungen oder Aspekte wie zum Beispiel Qualität im Marketing oder Produktsicherheit.

Für die Darlegung eines Qualitätsmanagementsystems ist es nicht zwingend erforderlich, daß alle in der Norm genannten Elemente in der dort festgelegten Reihenfolge, bearbeitet und dokumentiert werden. Es empfiehlt sich eher, die einzelnen Elemente in der Reihenfolge der Leistungserstellung von Dienstleistungen anzuordnen.

Die Umsetzung

Vor der Einführung eines Qualitätsmanagementsystems sollten bzw. müssen alle Anforderungen die sich aus der Norm ergeben als auch solche die innerhalb und außerhalb des Krankenhauses vorgeschrieben sind, ermittelt und zugeordnet werden. Zu diesem Zweck sollten alle Unterlagen gesammelt und gesichtet werden die ausdrückliche Anforderung an das QM-System stellen oder aus denen sich konkrete Anforderungen ableiten lassen. Dies können zum einen Gesetze oder Normen, zum anderen individuelle krankenhausspezifische Vorgaben sein.

An den so ermittelten Anforderungen werden alle bislang im Krankenhaus durchgeführten qualitätsbezogenen Tätigkeiten gemessen und beurteilt. Die Vorgehensweise ist prinzipiell immer die gleiche. Zunächst werden die vorhandenen Unterlagen gesichtet und mit den realexistierenden Abläufen verglichen. Im Anschluß daran werden die jeweiligen Elemente der zugrundeliegenden Norm durch eingehende Textanalysen interpretiert und auf das Unternehmen bzw. auf die jeweilige Aktivität übertragen. Je nach Erfüllungsgrad muß beispielsweise die Ablauforganisation ergänzt oder geändert bzw. neue Dokumente entwickelt oder Prozesse neu oder in veränderter Form festgelegt werden. Damit wird bereits zu Anfang ersichtlich, welche Grundlagen und Aktivitäten bereits bestehen und an welchen Stellen Defizite grundlegende Regelungen erforderlich machen bzw. überhaupt erst geschaffen werden müssen.

Hauptaugenmerk sollte dabei auf folgende Punkte geworfen werden:

- Dokumentation der Aufbau- und Ablauforganisation (Struktur, Hierarchie)
- Existenz von Stellen- und Tätigkeitsbeschreibungen
- Vorhandensein von Verfahrens- und Arbeitsanweisungen
- Nachweis von Qualitätsaufzeichnungen

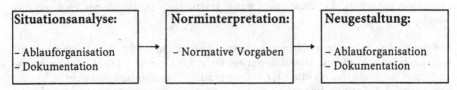

Situationsanalyse:	**Norminterpretation:**	**Neugestaltung:**
– Ablauforganisation – Dokumentation	– Normative Vorgaben	– Ablauforganisation – Dokumentation

Alle Schwachstellen und Defizite sollten grundsätzlich nach ihrem Schweregrad bzw. ihrer Relevanz, im Hinblick auf das Qualitätsmanagementsystem, beurteilt und graduiert werden. Diese Ergebnisse wiederum bilden, in Kombination mit der Analyse potentieller Fehlerquellen und Fehlerursachen, die Grundlage für die Auswahl und den Einsatz qualitätsverbessernder Maßnahmen. Die Reihenfolge für die Bearbeitung der vorhandenen Schwachstellen wird durch deren Bedeutung festgelegt, wobei grundsätzlich verschiedene Maßnahmen sinnvollerweise parallel ablaufen können. Für alle Aktivitäten sollten zuvor Verantwortliche festgelegt und Zeitpläne erstellt werden.

Veränderungsmaßnahmen

Veränderungen im Bereich der Aufbau- oder Ablauforganisation sind nur dann sinnvoll und werden nur dann ihren Zweck erfüllen, wenn eng und dauerhaft mit den entsprechenden Fachabteilungen zusammengearbeitet wird, da nur sie über das notwendige spezifische Fachwissen verfügen. Von daher sollten Verfahrens- und Arbeitsanweisungen oder ganz allgemeine Verbesserungsmaßnahmen durch die jeweilige Abteilung selbst oder zumindest unter deren maßgeblichen Mitarbeit entwickelt oder umgestaltet werden. Diese Vorgehensweise trägt maßgeblich zur Akzeptanz des Qualitätsmanagementsystems bei und verhindert, daß zum einen Abläufe geregelt werden, die schon vorab keiner Regelung bedurften, zum anderen Nahtstellen in der Ablauforganisation festgelegt werden, welche die Mitarbeiter unnötig einschränken.

Dokumentation

Die Dokumentation des Qualitätsmanagementsystems beinhaltet die Festlegung aller qualitätsrelevanter Prozesse und Schnittstellen. Aus Sicht der Normforderungen ist es prinzipiell zweckmäßig, die gesamte Dokumentation in drei unterschiedliche Ebenen (QM-Handbuch, Verfahrensanweisungen und Arbeits- bzw. Prüfanweisungen) zu gliedern.

Das Qualitätsmanagementhandbuch bildet die primäre systembezogene Dokumentation und dient dazu, sowohl für interne als auch externe Darlegungszwecke, einen Überblick über die Aufbau- und Ablauforganisation des jeweiligen Qualitätsmanagementsystems zu liefern. Davon abgeleitet enthält es Angaben und Verweise zu den verschiedensten elementbezogenen Verfahrens- und Arbeitsanweisungen bzw. sonstigen mitgeltenden Unterlagen (Protokolle, Formblätter, Checklisten). Die bereichsübergreifenden Verfahrensanweisungen wiederum sind den Arbeitsanweisungen und Prüfplänen für die einzelnen Tätigkeiten übergeordnet. Die ebenfalls für den internen Gebrauch bestimmten Arbeits- und Prüfanweisungen regeln die Einzelheiten. Um den Vergleich mit anderen Normen oder sonstigen Regelwerken zu erleichtern, sollte das nach der DIN EN ISO 9004 erstellte QM-Handbuch durch eine Vergleichsmatrix ergänzt werden.

Qualitätsmanagement-Verfahrensanweisungen (QMV)

Qualitätsmanagement-Verfahrensanweisungen dienen grundsätzlich der Beschreibung entsprechender Qualitätsmanagement-Maßnahmen. Sie legen ablauforganisatorische Regelungen fest und dienen damit als sinnvolle Arbeits- und Orientierungshilfe für alle Mitarbeiter, zum anderen, ergänzen sie strukturorganisatorische Aufgabenbeschreibungen in Verbindung mit Kompetenz- und Verantwortungszuweisungen. Die Gesamtverantwortung für die Konzeption der QM-Dokumentation unterliegt dem jeweiligen Qualitätsbeauftragten des Krankenhauses. Dieser erstellt, in Absprache und unter Mitwirkung aller beteiligten Stellen, solche phasen- bzw. bereichsübergreifenden Anweisungen und setzt diese mittels Unterschrift verbindlich in Kraft.

Im Einzelnen wird hierzu festgelegt und dokumentiert:

- wer auf welche Art und Weise welche Dienstleistungen erbringt oder Produkte erstellt
- wer, soweit erforderlich, Eingangs-, Zwischen- und Endprüfungen durchführt
- wer im Falle von Störungen/Ausfällen für die Freigabe und Wiederinbetriebnahme zuständig ist
- wer den Gesamtprozeß überwacht und wer dafür verantwortlich ist.
- in welchem Geltungsbereich die Verfahrensanweisung zum Tragen kommt
- welche Unterlagen mitgelten bzw. hinzugezogen werden müssen
- wann und durch wen die Verfahrensanweisung erstellt und durch wen sie freigegeben wurde

Folgende Gliederung hat sich in der Praxis bewährt und sollte im gesamten Unternehmen einheitlich beibehalten werden:

- Definition
- Zweck
- Geltungs- oder Anwendungsbereich
- Zuständigkeiten
- Ablaufbeschreibung
- Mitgeltende Dokumente und Unterlagen
- Dokumentation / Qualitätsaufzeichnungen
- Verteiler
- Prüfung und Freigabe
- Änderungsdienst (Aktualität)

Verfahrensanweisung	Qualitätsmanagement-Handbuch QME: Schulungen QMV: Ermittlung des Schulungs- bedarfs der Mitarbeiter	Blatt.-Nr. - 1

1. Definition: Schulungen: Aufbau und Aufrechterhaltung von Qualifikationen eines jeden mit qualitätsrelevanten Tätigkeiten betrauten Mitarbeiters

2. Zweck: Sicherstellen einer einheitlichen Ermittlung des Bedarfs an Schulungsmaßnahmen unter Berücksichtigung der Tätigkeiten der jeweiligen Mitarbeiter

3. Geltungsbereich: Alle Mitarbeiter im Klinikum

4. Vorgehensweise:		A	Ü
4.1	Entwicklung von Ermittlungsmethoden (nach wissenschaftlichen Erkenntnissen)	AG	IBF
4.2	Schriftliche Festlegung der Methodik nach Überprüfung der Praktikabilität	AG	IBF
4.3	Erstellung der schriftlichen Endform unter Verwendung der vorgegebenen Formblätter / Erhebungsunterlagen	IBF	
4.4	Inkraftsetzen der Ermittlungsverfahren	QM	
4.5	Durchführung der Ermittlungsverfahren	IBF	QM
4.6	Kontrolle der Gültigkeit und Festlegung der Periodizität der Ermittlungsverfahren	AG	QM

QME: Qualitätsmanagementelement (Norm)   QMV: QM-Verfahrensanweisung
IBF: Innerbetriebliche Fortbildung (Leitung)   AG: Arbeitsgruppe „IBF"
QM: Qualitätsmanagementabteilung

5. Mitgeltende Unterlagen: Dokumentationsformular „ Bedarfsermittlung Fortbildung"

6. Nachweise: Teilnehmerlisten
Statistische Auswertung der Bedarfsermittlung

....	....	....
- QM - Leitung	- IBF -	- Personalabteilung -

Erstellt:	Geprüft:	Freigegeben:

DIN EN ISO 9001

Für das Verständnis und die Umsetzung abstrakter Normelemente in die alltägliche Praxis, ist eine eingehende inhaltliche Auseinandersetzung (Textanalyse) unabdingbar. Aus diesem Grund soll am Beispiel der umfangreichsten Darlegungsforderung, der Norm DIN EN ISO 9001, diese im Einzelnen erörtert werden, indem die einzelnen Elemente inhaltlich beschrieben und die Einzelforderungen, ohne Anspruch auf Vollständigkeit, exemplarisch zusammengefaßt werden. Ergänzt wird diese Auflistung durch Hinweise auf typische Fehler und Fehlerursachen.

Element 1: Verantwortung der Leitung

1.1 Qualitätspolitik

Die Festlegung und Dokumentation der Qualitätspolitik, die Definition des Geltungsbereichs sowie die Umsetzung der Qualitätsziele, obliegt der Krankenhausleitung. Neben der Selbstverpflichtung zur Qualität beinhaltet die Normforderung die Integration der Qualitätspolitik in die Dokumentation (QM-Handbuch) und die Beteiligung aller Mitarbeiter, d.h. diese müssen ausreichend informiert und auf die Qualitätspolitik „eingeschworen" werden. Dem Krankenhausmanagement kommt dabei eine wichtige Vorbildfunktion zu. Die Qualitätspolitik selbst kann dabei in verschiedensten Formen der Öffentlichkeit und den Mitarbeitern bekannt gemacht werden (z.B. allgemeine Veröffentlichungen, QM-Handbuch, sonstige Marketingaktivitäten, Mitarbeiterschulungen).

Maßnahmen:

- Aufbau und Implementierung eines QM-Systems unter Führung des Managements.
- Integration des Systems in die Organisationsstruktur
- Durchführung regelmäßiger Kontrollen und von Selbstbewertungen (management reviews)
- Ableitung und Quantifizierung unternehmensspezifischer Qualitätsziele
- Bekanntmachung und Dokumentation der Qualitätspolitik durch die Krankenhausleitung.

1.2 Organisation

Für die Entwicklung und Einführung eines angemessenen Qualitätsmanagementsystems ist dessen strukturelle Festlegung, ebenso wie die Beschreibung der Ablauforganisation grundlegende Voraussetzung. Darin enthalten ist die Festschreibung und Dokumentation von Verantwortlichkeiten und Befugnissen des für qualitätsbezogene Tätigkeiten verantwortlichen (Führungs-)Personals, insbesondere die des Beauftragten der obersten Leitung. Die Unabhängigkeit des Ressorts Qualitätswesen, als eigenständige oder zugeordnete Organisationseinheit, muß gewährleistet sein. Dies beinhaltet die Bereitstellung von ausreichenden (finanziellen) Mitteln als auch die Existenz von qualifizierten und kompetenten Mitarbeitern.

Maßnahmen:

- Beschreibung der Ablauforganisation und der Struktur des QM-Systems
- Entwicklung und Einführung eines angemessenen Qualitätsmanagementsystems.
- Festschreibung und Dokumentation von Verantwortlichkeiten und Befugnissen des qualitätsbeauftragten Personals (Stellenbeschreibungen).
- Unabhängigkeit des Qualitätswesens
- Bereitstellung angemessener und ausreichender Mittel für die Durchführung qualitätsbezogener Tätigkeiten. Festlegung von Verfahren zur Bedarfsermittlung.
- Bereitstellung qualifizierten und kompetenten Personals, das qualitätsbezogene Tätigkeiten in leitender, ausführender oder prüfender Form ausübt.
- Benennung eines Beauftragten der obersten Leitung (Mitglied der Krankenhausleitung). Festlegung und Dokumentation dessen Befugnisse, Verantwortung und Qualifikation).
- Verfahren und Abläufe organisieren und koordinieren (Qualitätszirkel).
- Verfahrensanweisungen entwickeln, erstellen, freigeben, verteilen und aktualisieren.
- Schnittstellen regeln
- Vorbeugemaßnahmen festlegen

1.3 QM-Bewertung

Die Krankenhausleitung hat die Verpflichtung die Angemessenheit des Qualitätsmanagementsystems im Hinblick auf seine Kundenforderungen und -erwartungen regelmäßig zu überprüfen. Dies kann sowohl durch regelmäßige Audits als auch durch wiederkehrende Eigenbewertungen des QM-Systems geschehen. Bei dieser Betrachtung sollen vor allem die Aspekte Wirtschaftlichkeit und Wirksamkeit analysiert werden.

Maßnahmen:

- Sicherstellung von Qualitätsverbesserungen durch regelmäßige Audits, Nachweis von Prüfplänen.
- Durchführung regelmäßiger management-reviews (Eigenbewertung des QM-Systems insbesondere im Hinblick auf die Erfüllung der Qualitätspolitik und der Qualitätsziele). (Dokumentation und Archivierung der Ergebnisse, Festlegung der Untersuchungsintervalle.
- Rückverfolgbarkeit der Ergebnisse (Grundlage der QM-Bewertung).
- Nachweis von daraus resultierenden Korrekturmaßnahmen.
- Anpassung an technologische oder wissenschaftliche Änderungen

1.4 Finanzielle Überlegungen (DIN EN ISO 9004)

Die finanziellen Überlegungen zielen darauf ab, die Auswirkungen des Qualitätsmanagementsystems auf die Gewinn- und Verlustrechnung des Krankenhauses nachzuweisen. Hierzu werden die vorhandenen QM-Maßnahmen auf ihre Effizienz, Kostenstruktur und auf potentielle Schwachstellen hin untersucht.

Maßnahmen:

- Definition von qualitätsbezogenen Kostenelementen und Erfassungsrichtlinien (Berichtswesen)
- Nachweis von Fehlerkosten (Interne / Externe Fehlerkosten, Prüfkosten, Fehlerverhütungskosten)
- Nachweis von prozeßbezogenen Kosten (Fehlerkosten, Konformitätskosten)
- Nachweis qualitätsbezogener Verluste (Nacharbeit, Regreßforderungen, Infektionsstatistik)
- Vorgabe von Kostenzielen und Kostenkennwerten (Budgetierung, Target Costing).
- Darstellung der Kosten für Verbesserungsmaßnahmen, Einsparungen durch das Qualitäts-managementsystem

Methoden:

- Analysen, Qualitätskennzahlen, Vergleiche (Benchmarking), Zeitreihen, Ausfallkennwerte (z.B. Fehlerkosten pro Dienstleistung, Nacharbeitskosten, Infektionsstatistiken).
- Techniken der Qualitätsmotivation und Qualitätsförderung (z.B. Mitarbeiterbefragung).
- Kostenanalysen (z.B. Gewährleistungskosten, Haftpflichtkosten).
- Allgemeine Informationen (Mitarbeiter- oder Patientenbefragungen).
- Funktions- und Arbeitsplatzbeschreibungen.
- Ablaufdarstellungen.
- Entscheidungskriterien (StOP), Bewertungsmaßstäbe, Bewertungsmethoden.
- Qualitätsverbesserungsprogramme.
- Kostenstellenrechnung (abteilungsbezogene Kostenerfassung).
- Budgetierung, Festlegung von Kostenzielen (Target costing)
- Nutzen-Kosten-Analysen (Bildung von Zeitreihen, Verlaufsdarstellungen, Paretoanalysen)
- Fehlerursachenanalyse

Typische Schwachstellen im Krankenhaus

Vielen Krankenhausleitungen gelingt es nicht die avisierten (qualitätsbezogenen) Unternehmensziele in eine sinnvolle Form einer Qualitätspolitik zu übertragen. Abgesehen von der Tatsache, daß die meisten Entscheidungen nicht auf dem Konsensprinzip beruhen, entziehen sich viele der propagierten Ziele einer eindeutigen Meßbarkeit oder lassen den Nutzen nicht erkennen. Anstelle das Machbare in den Vordergrund zu stellen, werden Visionen verkauft und Floskeln strapaziert.

Andere Krankenhausleitungen wiederum vertrauen auf die Assoziation Krankenhaus = Fürsorge + optimale gesundheitliche Versorgung und verzichten von daher auf die Darstellung einer individuellen Qualitätspolitik. Sie vergeben sich damit die Chance ihre Individualität und letztendlich auch Existenzberechtigung nach außen hin zu dokumentieren. „Sicher- satt und sauber" - dürften als Qualitätspolitik heutzutage nicht ausreichen.

Viele Organisationen neigen dazu die Verantwortungen und Befugnisse ihrer leitenden Mitarbeiter nicht oder nur unvollständig festzulegen und zu dokumentieren. Dies führt einerseits zu Kompetenzgerangel, beinhaltet die Gefahr von Schuldzuweisungen und fördert die Tendenz zu informellen Vorgehensweisen.

Der Posten des Qualitätsmanagements spielt bei den Budgetverhandlungen mit den Krankenkassen keine Rolle. „Man hängt am Tropf der anderen Abteilungen" was dazu führt, daß „aus Kostengründen" in diesem Bereich keine oder nur unzulängliche Mittel bereitgestellt werden.

Controlling-Abteilungen sind in den meisten Krankenhäusern eher Mangelware. Von daher besteht die Tendenz vieler Krankenhausleitungen auf notwendige Management-Reviews zu verzichten.

Element 2: Qualitätsmanagementsystem

Die Dokumentation des Qualitätsmanagementsystems geschieht in erster Linie in Form des sogenannten Qualitätsmanagementhandbuches. In diesem wird die unternehmensspezifische Qualitätspolitik dargelegt und das QM-System detailliert beschrieben, wobei der Geltungsbereich eindeutig festgelegt wird. Zusätzlich darin enthalten sind dokumentierte Anweisungen, die das Erreichen und Aufrechterhalten der Qualität der Produkte oder Dienstleistungen gewährleisten. Die Dokumentation schließt dabei die internen Dienstleistungen der indirekt operativen Bereiche mit ein.

⇒ Dokumentierter Aufbau eines durchgehenden Qualitätsmanagementsystems

⇒ Inhaltliche Darstellung des Aufbaus eines jeden Kapitels des QM-Handbuches.

Maßnahmen:
- Dokumentation in Form eines QM-Handbuches
- Darlegung der unternehmensspezifischen Qualitätspolitik und der Qualitätsziele
- Festlegung des Geltungsbereichs
- Darlegung von Verfahrens- und Arbeitsanweisungen
- Durchführung einer systematischen Qualitätsplanung
- Festlegung der Organisationsstruktur

Methoden:
- Benchmarking (Konkurrenzvergleich)
- Quality function deployment („Die Stimme der Kunden")
- Management Review (Eigenbewertung)
- Normeninterpretation (DIN EN ISO 9000ff)
- Dokumentationsüberarbeitung (Sichtung vorhandener Unterlagen)
- Ablaufdarstellung (Process flow charts)

Element 3: Vertragsprüfung

Das Element der Vertragsprüfung sieht vor, daß zuverlässige Verfahren zur Vertrags-prüfung sichergestellt, festgelegt und nachweisbar dokumentiert werden müssen. Dabei sind die jeweiligen Forderungen zu ermitteln, Abweichungen zu identifizieren und Ver-tragsänderungen in ausreichendem Umfang zu regeln und zu dokumentieren. Darüber hinaus besteht für alle Aufzeichnungen Aufbewahrungspflicht.

Maßnahmen:

- Entwicklung, Festlegung und Dokumentation von Verfahren zur Vertragsprüfung.
- Identifikation von Vertragsabweichungen und Vertragsänderungen
- Regelungen für den Fall von Vertragsänderungen
- Aufbewahrungspflicht

Methoden:

- Reklamationslisten
- Schwachstellenanalysen
- Altverträge
- Konkurrenzvergleiche
- Statistische Daten

Typische Schwachstellen im Krankenhaus

Eine Bewertung von Zulieferanten oder die Prüfung entsprechender Verträge findet in den seltensten Fällen statt. Dies liegt zum einen an den fehlenden personellen Vorausset-zungen, zum anderen am fehlenden Know-how um entsprechende Prüfungen vorneh-men zu können. Hinzu kommt, daß häufig weder technische Spezifikationen noch Pflichten- oder Lastenhefte für die einzelnen Produkte oder Dienstleistungen vorhanden sind. Statt dessen werden Preis und Bemusterung zum führenden Auswahlkriterium für Zulieferanten.

Die Qualitätspolitik ist veröffentlicht. Damit endet für viele Organisationen ihr Engage-ment zum Thema Qualitätsmanagement. Die Erfüllung oder die grundlegende Erfüllbar-keit von darin enthaltenen Zusagen gegenüber den Patienten wird von daher nicht hin-terfragt oder nachweisbar überprüft.

Element 4: Designlenkung

Die Designlenkung macht es erforderlich, daß Verfahren festgelegt werden müssen, die sicherstellen, daß alle Qualitätsforderungen, insbesondere während des Produktdesigns (z.B. Entwicklung neuer Arztleistungen), Beachtung finden. Hierzu müssen organisatori-sche und technische Schnittstellen identifiziert, bei Bedarf neu definiert und der Infor-mationsaustausch organisiert und gewährleistet werden. Designvorgaben wie z.B. im Rahmen klinischer Studien müssen ebenso wie Designprüfungen und -verifizierungen festgelegt, durchgeführt und ausreichend dokumentiert werden. Hinzu kommt die Fest-legung von Verfahren zu Designänderungen und zur Designvalidierung.

Maßnahmen:

- Das Produktdesign muß die Qualitätsanforderungen berücksichtigen (Design und Markt-Reviews)
- Identifikation und bei Bedarf Neudefinition organisatorischer und technischer Schnittstellen.
- Festlegung, Dokumentation und Durchführung von Verfahren zur Designänderungen, Designvalidierung und Designprüfung.

Methoden:

- Auswertung von Meßreihen
- Mittelwert- und Fehlerzahlvergleiche (Infektionsstatistik)
- Sicherheitsanalysen (FMEA)
- Lebensdauerauswertung (Technisches Equipment)
- Methoden der Qualitätsinformation und Qualitätsförderung

Typische Schwachstellen im Krankenhaus

Informelle Strukturen und unklar abgegrenzte Arbeits- und Aufgabeninhalte innerhalb der verschiedensten Fachbereiche führen dazu, daß wichtige Funktionen nicht oder nur mit erheblichem Zeit- und Informationsverlust ausgeführt werden. Ein hierfür typisches Beispiel ist die Versorgung von Notfallpatienten mit Blut oder Blutprodukten. Wer bestellt (Ambulanz oder Anästhesie), wer fordert an (Chirurg, Station oder Anästhesist) und wer verabreicht (Station, Chirurg oder Anästhesist) entsprechende Produkte?

Neu eingeführte Produkte oder Dienstleistungen werden ebenso wenig wie bereits etablierte Verfahren auf ihre Praktikabilität und Zuverlässigkeit hin überprüft. Dies wiederum bedeutet, daß kein Informationsaustausch zwischen der Anwendungsebene und der Beschaffungsseite stattfindet und damit auch keine Bewertungskriterien (Pflichtenheft) zur Lieferantenauswahl zur Verfügung stehen. Der Preis wird damit zum bestimmenden Faktor.

Element 5: Lenkung der Dokumente und Daten

Die Herausgabe, Genehmigung und Freigabe qualitätsrelevanter Dokumente darf nur durch befugtes Personal erfolgen. Dabei muß gewährleistet sein, daß die erforderlichen Unterlagen rechtzeitig zur Verfügung stehen, dem neuesten Stand entsprechen und ausreichend als solche gekennzeichnet sind. Ungültige Dokumente müssen von derselben zuständigen Stelle entfernt oder ausgetauscht und erforderliche Änderungsmaßnahmen geprüft und freigegeben werden. Alle Veränderungen müssen dokumentiert werden.

Maßnahmen:

- Genehmigung, Herausgabe und Freigabe von Dokumenten durch befugtes Personal
- Unterhaltung eines Änderungsdienstes zur Bereitstellung, Kennzeichnung, Aktualisierung und Austausch veralteter bzw. ungültiger Dokumente (Verfahrens- und Arbeitsanweisungen, Prüfunterlagen etc.)

Methoden:

- EDV-gesteuerte Dokumentation
- Rückruf- und Austauschsystem
- Farbliche Kodierung (Gültigkeit)

Typische Schwachstellen im Krankenhaus

Viele Organisationen neigen dazu den Änderungsdienst zu vernachlässigen, was zur Folge hat, daß Änderungen nicht, nur unvollständig oder prinzipiell zu spät ausgeführt werden. Dies wiederum führt beispielsweise dazu, daß aufgrund nicht vorhandener, falscher oder bereits überholter Dokumente von etablierten Therapiestandards abgewichen wird oder dieser Umstand als Rechtfertigung für informelle Vorgehensweisen mißbraucht wird.

Element 6: Beschaffung

Die Zulieferanten des Unternehmens müssen nach zuvor festgelegten Kriterien und unter Berücksichtigung der Qualitätsanforderungen, beurteilt und ausgewählt werden. Darin enthalten sind (Produkt-)Prüfungen und Abnahmen beim Unterlieferanten als auch die Überwachung seines Qualitätsmanagementsystems. Die Beschaffungsunterlagen müssen ebenso wie die beschafften Produkte geprüft und freigegeben werden.

Maßnahmen:

- Lieferantenbewertung unter Berücksichtigung der Qualitätsanforderungen
- Prüfungen und Abnahmen vor Ort
- Bewertung des QM-Systems des Lieferanten
- Prüfung und Freigabe von Beschaffungsunterlagen und von beschafften Produkten
- Festlegung von Verifizierungsmethoden
- Durchführung von Qualitätsaufzeichnungen über Zulieferungen

Methoden:

- Stichprobenverfahren
- ppm-Methode
- Fehlerkosten
- Musterprüfung
- Skip lot-Verfahren
- Fehlersammelkarten
- Qualitätsnachweisdaten
- Datenerfassung
- Selbstprüfung

Typische Schwachstellen im Krankenhaus

Die räumliche und organisatorische Trennung zwischen Einkauf und Funktionsabteilungen führt zu erheblichen Informationsverlusten im Hinblick auf die Qualität der verwendeten Produkte und Materialien. Dies führt dazu, daß Reklamationen zum einen durch den Einkauf abgewickelt werden, ohne daß andere Abteilungen davon erfahren, zum anderen, daß Beanstandungen und Qualitätsdefizite in der alltäglichen Praxis immanent werden, ohne daß der Einkauf oder die Beschaffungsabteilung davon Kenntnis erlangt, mit der Konsequenz, daß wichtige Qualitätsanforderungen nicht in den Beschaffungsunterlagen auftauchen bzw. nicht dem Stand der Technik entsprechen. Zulieferanten müssen demnach unter eingeschränkten Kriterien bewertet und ausgewählt werden.

Element 7: Lenkung der vom Kunden beigestellten Produkte

Die von den Patienten mitgebrachten Gegenstände (Kleidung, Schmuck, Zahnprothesen, Gehhilfen, Röntgenbilder etc.) müssen ausreichend als solche gekennzeichnet und adäquat gelagert bzw. verwahrt werden. Zudem müssen Verfahren für den Fall der Beschädigung oder des Verlustes vorhanden sein und dokumentiert werden.

Maßnahmen:

● Lagerung, Verwahrung und Kennzeichnung von Patientengegenständen

● Verfahrensanweisungen für den Fall des Verlustes oder der Beschädigung

Methoden:

● Dokumentation

● Archivierung

Typische Schwachstellen im Krankenhaus

● Verluste oder Beschädigungen werden nicht weiter gemeldet

● Es existieren keine Hinweise zur Lagerung oder Kennzeichnung

Element 8: Kennzeichnung und Rückverfolgbarkeit von Produkten

Die Transparenz und Rückverfolgbarkeit von Produkten und Dienstleistungen muß in jeder Phase gewährleistet sein (z.B. zur Abrechnung erbrachter Leistungen). Sonderanforderungen an die Rückverfolgbarkeit gelten insbesondere für alle Produkte mit denen besondere Risiken verbunden sind (z.B. Chargenkennzeichnung von Blutprodukten).

Maßnahmen:

● Rückverfolgbarkeit von Produkten und Dienstleistungen

● Sonderanforderungen gegenüber risikoträchtigen Produkten und Dienstleistungen (z.B. Bluttransfusionen, Röntgen)

Methoden:

● Sonderkennzeichnung

● Datenerfassung über EDV

● Meldesystem

Typische Schwachstellen im Krankenhaus

Trotz weitreichender gesetzlicher Dokumentationspflichten im Krankenhaus kommt es häufig vor, daß entsprechende Unterlagen nicht ausreichend gekennzeichnet, archiviert oder abgezeichnet werden. Hinzu kommen Fehler bei der Kennzeichnung von Produkten (z.B. Chargennummern) und Defizite in der Rückverfolgbarkeit. Besonders schwerwiegend sind derartige Unterlassungen in Verbindung mit risikoträchtigen Dienstleistungen oder bestimmten Medikamenten (Blutprodukte). Hier müssen alle Daten ausreichend dokumentiert und jederzeit rückverfolgbar bzw. zuordenbar strukturiert sein. Ein typisches Beispiel bietet sich beim Durchleuchten im OP-Saal. Hier wird häufig weder die Tatsache der Durchleuchtung, noch Strahlungsdosis bzw. Untersuchungsdauer dokumentiert. Sollte sich im Verlauf herausstellen, daß eine fehlerhafte Röntgenröhre zum Einsatz kam, deren Strahlungsabgabe nicht den Vorschriften entsprach, ist eine rückwirkende zeitliche Zuordnung zu potentiell gefährdeten Patienten von daher nicht mehr möglich. Dieselben Überlegungen gelten beispielsweise für die Verwendung von Blut oder Blutprodukten.

Element 9: Prozeßlenkung

Sämtliche qualitätsrelevante Tätigkeiten (z.B. Hygiene) müssen unter beherrschten Bedingungen ablaufen. Dies setzt voraus, daß entsprechende Einrichtungen vorhanden sind und alle notwendigen Normen, Regeln, Verfahrens- und Arbeitsanweisungen schriftlich vorliegen und auch Beachtung finden. Prozesse und Tätigkeiten deren Ergebnisse nachträglich nicht oder in nur unzureichendem Maße verifiziert werden können, bedürfen einer besonderen Spezifizierung und Überwachung.

Maßnahmen:

- Normen, Regeln, Verfahrens- und Arbeitsanweisungen müssen in schriftlicher Form vorliegen (Verifizierungsstatus)
- Die Einhaltung ist zu überwachen (Prozeßdokumentation)
- Die Einrichtungen müssen den Anforderungen entsprechen (Instandhaltung, Pläne, Nachweise)
- Prozesse die nicht verifiziert werden können, bedürfen einer besonderen Überwachung (Sicherstellung der rückverfolgbaren Kennzeichnung)

Methoden:

- Paretoanalyse
- Fehlerkosten, Ausschuß, Nacharbeit
- Datenerfassung
- Fehlermeldungen
- Streuung und Toleranzen
- Selbstprüfung

Typische Schwachstellen im Krankenhaus

Bei der erstmaligen Ausarbeitung von Arbeits- und Verfahrensanweisungen kommt es häufig vor, daß erforderliche Prüfpläne und Prüfanweisungen zu Gunsten von ablauforientierten Prozeßdarstellungen geopfert werden. Dies führt dazu, daß beispielsweise spezielle Dienstleistungen oder Produkte nicht ausreichend überwacht werden oder, daß technische Dokumente, Zeichnungen oder Prüfverfahren veraltet sind oder überhaupt nicht freigegeben wurden. Fehlende oder unklare Zuständigkeiten bei den sogenannten Geräteverantwortlichen (Stellenbeschreibung!) oder einfach mangelnde Personalkapazitäten sind dafür verantwortlich, daß Prüfeinrichtungen nicht justiert oder kalibriert oder Prüftermine regelmäßig überschritten werden - oder, was noch schlimmer erscheint - Wartungen und Instandsetzungen von nicht autorisiertem Personal vorgenommen werden.

Element 10: Prüfungen

Prüfungen von Produkten und Dienstleistungen dienen zur Verifizierung von zuvor festgelegten Qualitätsforderungen. Solche Prüfungen setzen eine angemessene Prüfplanung voraus und müssen regelmäßig durch geschultes Personal und unter Verwendung geeigneter Prüfmittel durchgeführt und entsprechend dokumentiert werden. Die Ergebnisse sind anhand von Prüfaufzeichnungen nachzuweisen. Darüber hinaus muß mittels Verfahrensanweisungen sichergestellt sein, daß alle erforderlichen Prüfungen (Eingangs-, Zwischen- und Endprüfungen) durchgeführt werden und die Zuständigkeiten klar und nachweisbar geregelt sind.

Maßnahmen:

- Entwicklung, Implementierung und Aufrechterhaltung von QM-Verfahrensanweisungen zur Durchführung von Prüftätigkeiten
- Festlegung von durchzuführenden Prüfungen unter Berücksichtigung der Qualitätsforderungen an das Produkt / an die Dienstleistung
- Freigabe- und Kennzeichnungsregelung von Produkten vor erfolgter Prüfung bzw. nach negativer Überprüfung (Sonderfreigabe)
- Durchführung von Eingangs-, Zwischen-, End- und Zuverlässigkeitsprüfungen
- Ermittlung von Ausfalldaten und Ausfallursachen (Prüf- und Umgebungsbedingungen, Ausfall- und Betriebszeiten, Einsatzbedingungen)

Methoden:

- Grenzwerte, Toleranzen
- Qualitätsnachweise
- Qualitätsfördermethoden
- Stichprobenmethode
- Fehlerkosten und Bezugsgrößen (produkt-, verfahrens- oder fehlerursachenbezogen)
- Mittelwertvergleiche und Überschreitungsanteile
- Korrelationsrechnung

Typische Schwachstellen im Krankenhaus

Die Durchführung von Prüfungen und die Überwachung von Produkten und Dienstleistungen gehören im Krankenhaus zum Alltag. Es werden Studien erstellt, Leistungsvergleich mit anderen Institutionen angestrengt und vielfältige Statistiken erarbeitet, aber das Naheliegendste, die Prüfung und Überwachung der eigenen individuellen Dienstleistung, wird sträflich vernachlässigt. Die Überprüfung der eigenen Tätigkeit erscheint überflüssig und jedwede Prüfung von außen bzw. durch Dritte wird als Mißtrauen,

Überwachung und Entmündigung empfunden. Dies ist mit ein Grund dafür, daß nur wenige sinnvolle Vorgehensweisen zur Durchführung solcher Prüfungen existieren. Erschwerend hinzu kommt, daß nur wenige Prüfer über die notwendige fachliche und soziale Kompetenz verfügen um sinnvoll solche Analysen durchführen zu können.

Technische Prüfungen wiederum scheitern häufig daran, daß keine ausreichenden Prüfkriterien existieren, Prüfeinrichtungen nicht oder nicht ausreichend kalibriert sind oder der Prüfer selbst nicht entsprechend den Prüfplänen und Prüfanweisungen vorgeht.

Element 11: Prüfmittelüberwachung
Grundlegende Voraussetzung zur Durchführung von Prüfungen ist die Verfügbarkeit von geeigneten Prüfmitteln. Deren Überwachung, Kalibrierung und Instandhaltung muß durch entsprechende QM-Verfahrensanweisungen geregelt sein (z.B. Ringversuche von Laboreinheiten). Die Prüfmittelüberwachung wird dabei in die Bereiche Prüfmittelplanung (Festlegung von Spezifikationen und Genauigkeitsforderungen), Prüfmittelverwaltung (Erfassung und Dokumentation von Stamm- und Bewegungsdaten) und Prüfmittelüberwachung (Prüfstatus) untergliedert.

Maßnahmen:
- Prüfmittel müssen überwacht, kalibriert und gewartet werden
- Der Kalibrierzustand muß erkennbar und dokumentiert sein (Validierung der geforderten Genauigkeit)
- Untersuchungen / Prüfungen die nachweislich mit fehlerhaften Meßgeräten durchgeführt wurden, müssen neu bewertet und dokumentiert werden (Rückverfolgbarkeit auf Bezugsmerkmale)
- Die sach- und fachgerechte Handhabung und Lagerung von Prüfmittel muß gewährleistet sein
- Überwachung von Unterauftragnehmern (Küche, Reinigungsdienst, Abfallentsorgung)

Methoden:
- Kalibrierung
- Eichung
- Freigaberegelung
- Meßgenauigkeit / Toleranz
- Justierung

Typische Schwachstellen im Krankenhaus
Die mangelhafte Prüfmittelüberwachung ist eine der am häufigsten ermittelten Schwachstellen bei der Qualitätsmanagementdarlegung im Krankenhaus. Eine der Ursachen für dieses Phänomen dürfte sein, daß aufgrund der zahllosen und vielfältigen Arten von Prüfmitteln, eine allgemein gültige Form der Darstellung der Prüfmittelüberwachung, nicht durchführbar ist. Erschwerend hinzu kommt, daß Kalibrierungsdaten nicht eingehalten bzw. nicht aufgezeichnet werden, Prüfmittel ohne Kalibierungskennzeichnung zum Einsatz gelangen oder Prüfmittel einfach nicht kalibriert werden.

Element 12: Prüfstatus

Die Forderung der Norm zielt darauf ab, daß jederzeit sichergestellt sein muß, in welchem Prüfzustand sich das Produkt befindet, mit welchen Mitteln die Untersuchung durchgeführt und vom wem die Kennzeichnung bzw. Dokumentation vorgenommen wurde. Auf das Krankenhaus übertragen bedeutet dies, daß der Stand der Diagnostik, der Verlauf der bisherigen Therapie und die beteiligten Personen (Pflegekräfte, Ärzte) erfaßt und zeitnah dokumentiert sein müssen.

Maßnahmen:

- Der Prüfstatus eines Produktes muß in allen „Produktphasen„ jederzeit erkennbar sein
- Es müssen Aufzeichnungen darüber geführt werden

Methoden:

- Krankenblatt
- Dokumentationsbogen
- Narkoseprotokoll
- OP-Bericht
- Entlassungsbericht
- Befunddokumentation (Labor)
- Bildgebende Verfahren (Röntgen, CT)

Typische Schwachstellen im Krankenhaus

Unter haftungsrechtlichen Aspekten ist eine detaillierte, sachgerechte und zeitnahe Dokumentation von Befunden, Therapieverläufen und sonstigen qualitätsrelevanten Daten unerläßlich. Hierbei kommt es weniger darauf an Alles und Jeden zu dokumentieren, als vielmehr nur solche Daten zu erheben, und dann aber vollständig zu erfassen, die qualitätsrelevanten Charakter besitzen. Schwachpunkte in der Dokumentation sind hierbei häufig bei der Erfassung von Nebenwirkungen oder Komplikationen bzw. der Beschreibung von (Standard-)Therapieverläufen zu beobachten.

Element 13: Lenkung fehlerhafter Produkte

Die Vorgehensweise im Falle von, als fehlerhaft erkannten Produkten oder Dienstleistungen, muß durch entsprechende Verfahrensanweisungen geregelt sein. Dies betrifft vor allem die Punkte Kennzeichnung, Dokumentation, Beurteilung, Absonderung, Behandlung fehlerhafter Produkte, Reklamationsbearbeitung, Zuständigkeiten und die Benachrichtigung der betroffenen Stellen und Personen.

Maßnahmen:

- Kennzeichnung, Dokumentation und Aussonderung fehlerhafter Produkte zum Schutz unbeabsichtiger Weiterverwendung.
- Information betroffener Personen und Abteilungen.
- Die Verantwortung und Befugnisse für die Behandlung fehlerhafter Produkte müssen schriftlich fixiert sein (Reklamationswesen).
- Sonderfreigaben müssen ebenso wie Wiederholungsprüfungen festgelegt und durchgeführt werden. Reviews nach Sonderfreigaben, Nacharbeit und Reparatur.

Methoden:

- Fehlerursachenkataloge
- Reparaturscheine
- Kennwerte und Fehlerverteilungen
- Fehlermeldungen
- Fehlerlisten

Typische Schwachstellen im Krankenhaus

In vielen Einrichtungen wird das Beschwerdemanagement „im Vorbeigehen„ abgehandelt. Es existieren in der Regel weder Anlaufstellen sowohl für Patienten als auch Mitarbeiter, noch entsprechende Melde- und Berichtswesen. Fehlerhafte Produkte und Gerätschaften werden nach individuellen Gesichtspunkten (meist von Vorgesetzten) außer Betrieb gesetzt und auf die gleiche Art und Weise wieder zum Einsatz gebracht. Sonderfreigaben, Sperrlager und entsprechende Dokumente zur Erfassung von Ausfällen oder Komplikationen gehören ebenso wie eine gezielte Auswertung solcher Dokumente eher zu den Seltenheiten.

Eine vorbildliche Form der Dokumentation findet sich im Anhang des Buches. Hier werden neben Daten zum Equipment, alle (anästhesie-)relevanten Befunde zeitlich, örtlich und dem Schweregrad nach erfaßt und bewertet.

Element 14: Korrektur und Vorbeugemaßnahmen

Gezielte Korrektur- und Vorbeugemaßnahmen setzen geeignete Verfahren voraus mit deren Hilfe Fehlerursachen entdeckt und Wiederholungsfehler vermieden werden können. Dies bedeutet, daß Kundenbeschwerden und Berichte über Dienstleistungsfehler ausgewertet und in Korrekturmaßnahmen umgesetzt werden, aufgetretene Fehler und deren Ursachen ermittelt und dokumentiert als auch daraus resultierende Korrekturmaßnahmen auf ihre Wirksamkeit hin überwacht werden müssen. Hinzu kommt, daß ermittelte Fehlerursachen anhand geeigneter Kriterien wie beispielsweise Risiko, Entdeckungswahrscheinlichkeit, Kosten, Sicherheit usw. zu klassifizieren sind, wovon wiederum abhängig entsprechende Vorbeugemaßnahmen (Korrektur von Dienstleistungsprozessen, Schulungen von Mitarbeitern, Austausch von Gerätschaften) abgeleitet werden.

Maßnahmen:

- Durchführung von Korrektur- und Vorbeugemaßnahmen (Dokumentation !)
- Beseitigung von Fehlerursachen und Zuweisung von Verantwortungen (Erfolgsüberwachung)
- Bewertung der Qualitätsprobleme, Kostenzuordnung und Erfassung von Verlusten
- Überprüfung der Korrektur- und Vorbeugemaßnahmen auf ihre Wirksamkeit
- Klassifizierung von Fehlerursachen
- Dokumentation der Ergebnisse von Fehlersuchen (Qualitätsaufzeichnungen)

Methoden:

- Reklamationsmeldungen und Patientenbeschwerden
- Fehlermeldungen und Berichte über Prozeßfehler / schwächen
- Audit- und Fehlerkostenberichte
- Management-Reviews
- Rückmeldungen von der Straße („Stimme der Kunden")
- Reparaturscheine
- Zeitreihen und Trendverläufe

Typische Schwachstellen im Krankenhaus

Auftretende Störungen und Reklamationen werden häufig kurzfristig und „auf dem kleinen Dienstweg„ behoben. Dies mag für alle Beteiligten zufriedenstellend verlaufen und in der jeweiligen Situation angemessen erscheinen, aber andererseits beinhaltet diese Vorgehensweise die große Gefahr, daß die gleichen Fehler und Störungen immer und immer wieder auftreten werden und damit unnötigerweise dieselben Probleme und Verärgerungen hervorgerufen werden. Um dies zu vermeiden sind kontinuierliche Korrektur- und Vorbeugemaßnahmen äußerst wichtig. Sie bilden damit ein wesentliches Element bei der schrittweisen Verbesserung des gesamten Qualitätsmanagementsystems.

Element 15: Handhabung, Lagerung, Verpackung, Konservierung und Versand

Mit Hilfe von Verfahren zur Handhabung von Produkten soll sichergestellt werden, daß keine Beeinträchtigungen oder qualitätsmindernden Einflüsse, zum Beispiel durch chemische oder physikalische Einwirkungen oder durch fehlerhafte Methoden zum Tragen kommen. Gleichermaßen darin enthalten ist deren Pflege und Instandhaltung.
Zur Lagerung von Produkten müssen geeignete und ausreichende Räumlichkeiten vorhanden sein, die die Produkte vor Beschädigung und Witterungseinflüssen schützen. Dies betrifft insbesondere solche Produkte deren Eigenschaften sich im Laufe der Lagerungszeit verändern können (z.B. Sterilität, Haltbarkeit) und die in regelmäßigen Zeitabständen oder vor ihrer Verwendung auf Übereinstimmung mit den Qualitätsforderungen überprüft werden müssen. Die Art der Verpackung, die Verfahren zur Konservierung als auch die hierzu eingesetzten Materialien orientieren sich an den jeweiligen produktbezogenen Eigenschaften (Empfindlichkeit, Sicherheitsbedeutung, Umschlaghäufigkeit).

Maßnahmen:

- Regelungen für Konservierung, Trennung und Kennzeichnung aller Produkte
- Verfahrensnachweise und Dokumentationsrichtlinien für Handhabung, Lagerung, Verpackung, Konservierung und Versand
- Überprüfung der Produktqualität während der Lagerung
- Vorhandensein geeigneter Räumlichkeiten

Methoden:

- Beschädigungsart- und ursache
- Einsatz- und Betriebszeit
- Bedienungsanleitungen
- Gewährleistungskosten
- Ausfallort, Ausfallursache

Typische Schwachstellen im Krankenhaus
Die Schwachpunkte treten in verschiedensten Bereichen auf:

Stationsapotheke bzw. Medikamentenschrank:
- Es fehlen Anweisungen (Beipackzettel) zur Handhabung
- Die Packungen sind unvollständig bzw. die Zusammensetzung besteht aus verschiedenen Chargen
- Die Konservierungsmaßnahmen sind unzureichend (Lagertemperatur, Lichtverhältnisse)
- Es existieren keine Lagerrichtlinien für Materialien mit begrenzter Lebensdauer
- Es finden sich Materialien mit abgelaufenem Verfallsdatum
- Es findet kein first-in / last-out-Prinzip statt

Küche:
- Die Konservierungsmaßnahmen (Lebensmittel) sind unzureichend
- Es findet sich verdorbene Ware im Lager
- Die Transportmaterialien (temperierter Essentransport) sind unzulänglich
- Die Lagerhaltung ist unsachgemäß (keine Kühlkette)
- Die Verpackungen sind beschädigt

OP:
- Zurückgewiesene Ware wird nicht getrennt gelagert
- Die Behältnisse werden überfüllt
- Die Gebinde für den innerbetrieblichen Transport sind ungeeignet
- Es wird falsches Packmaterial verwendet
- Es ist kein Prüfstatus erkennbar

Lager:
- Rohmaterialien werden unzureichend gelagert und sind nicht identifizierbar
- Die Produkte sind nicht ausreichend geschützt
- In den Lagern können Verwechslungen auftreten
- Die Verpackungen sind beschädigt
- Korrosion tritt infolge der unangemessenen Lagerhaltung auf

Element 16: Lenkung von Qualitätsaufzeichnungen
Die Lenkung von Qualitätsaufzeichnungen beinhaltet den Nachweis von Verfahren zur Identifizierung, Kennzeichnung, Sammlung, Registrierung, Archivierung, Aufbewahrung, Pflege, Zugänglichkeit und Beseitigung von qualitätsrelevanten Dokumenten und Daten. Diese dienen dem Nachweis der Funktionsfähigkeit des QM-Systems und zur Darlegung von zuvor festgelegten Qualitätsforderungen. Dazu muß eine angemessene Ausarbeitung und Aufbewahrung, das heißt der Ausschluß von Beschädigungen oder Verlust als auch die ständige Verfügbarkeit gewährleistet sein. Dies betrifft sowohl produkt- als auch patientenbezogene Qualitätsaufzeichnungen (z.B. Prüfaufzeichnungen, Prüfpläne bzw. Patientenakten, Befunde).

Maßnahmen:

- Nachweis von Verfahrensanweisungen für Qualitätsaufzeichnungen (Regelungen zur Kennzeichnung, Identifizierung, Sammlung, Registrierung, Archivierung, Aufbewahrung, Pflege, Zugänglichkeit und Beseitigung).
- Sachgerechte Ausarbeitung und Aufbewahrung qualitätsrelevanter Unterlagen
- Sicherstellung der Verfügbarkeit (Schutz vor Beschädigung, Beeinträchtigung und Verlust)
- Festlegung der Aufbewahrungsdauer
- Nachweis der Qualitätsfähigkeit des QM-Systems

Methoden:

- Technische Spezifikationen
- Qualitätsberichte und Qualitätskostenberichte
- Kennwerte und Bezugsgrößen
- Auditberichte
- Diverse Qualitätsaufzeichnungen

Typische Schwachstellen im Krankenhaus

Der Dokumentationsaufwand patientenbezogener Daten und Befunde hat unter juristischen Aspekten (Haftpflichtrisiko) in den letzten Jahren geradezu inflationäre Tendenzen erhalten. Nahezu jede Tätigkeit und jedes Detail, insbesondere unter dem Aspekt der Patientenaufklärung, muß entsprechend aufgezeichnet und archiviert werden. Die Realität hingegen sieht häufig anders aus. Schuld daran sind zum einen chronische Personalengpässe und damit verbunden ein entsprechender Zeitmangel, zum anderen die Unkenntnis darüber was, wann und in welcher Form zu dokumentieren ist.

Element 17: Interne Qualitätsaudits

Das Qualitätsaudit als systematische und unabhängige Untersuchung dient dazu festzustellen, ob die qualitätsbezogenen Tätigkeiten und die damit zusammenhängenden Ergebnissen den geplanten Anordnungen entsprechen und ob diese Anordnungen wirkungsvoll verwirklicht und geeignet sind die vorgegebenen Ziele zu erreichen. Der Zweck besteht in erster Linie darin, beurteilen zu können, bei welchen Strukturen und Prozessen Verbesserungen sinnvoll oder Korrekturmaßnahmen erforderlich sind. Die Audits werden dabei, in regelmäßigen Abständen (mindestens einmal jährlich), von Personen durchgeführt, die keine direkte Verantwortung in den zu auditierenden Bereichen haben. Die jeweiligen Bereiche oder Prozesse werden ebenso wie die Termine zur Durchführung in einem Auditplan festgehalten und den betroffenen Personen zuvor bekanntgemacht. Die Auditfrageliste basiert auf den Forderungen der zugrundeliegenden Norm (DIN EN ISO 9001) und auf den Inhalten des QM-Handbuches bzw. der Verfahrens- und Arbeitsanweisungen. Die Gesamtergebnisse werden in einem Auditbericht zusammengefaßt und der Geschäftsleitung als auch den zuständigen Fachbereichsleitungen zur Bewertung vorgelegt. Nähere Einzelheiten zu den Audits liefert der Leitfaden DIN ISO 10011 Teil 1 bis 3.

Maßnahmen:

- Planung, Durchführung und Dokumentation von Audits
- Aufzeichnung und Weitergabe der Ergebnisse an den betroffenen Personenkreis
- Einleitung von Verbesserungs- und Korrekturmaßnahmen
- Nachweis über die Resultate der Korrekturmaßnahmen (Folgeaudits)
- Festlegung von Zuständigkeiten zur Durchführung von Audits
- Durchführung außerplanmäßiger Audits bei gegebenen Anlässen (organisatorische Veränderungen)
- Weiterleitung der Gesamtergebnisse an die Geschäftsleitung und Fachbereichsleitungen
- Durchführung von Audits durch unabhängige Personen

Methoden:
- Auditplan
- Auditorenliste
- Auditfrageliste
- Auditbericht
- Bewertungspläne

Typische Schwachstellen im Krankenhaus

Die Durchführung systematischer Audits ist für die meisten Mitarbeiter und Krankenhausorganisationen vollkommenes Neuland. Die wenigsten sind es gewohnt Rechenschaft über ihre Tätigkeiten abliefern zu müssen bzw. die eigenen Aktivitäten unter Qualitätsgesichtspunkten zu hinterfragen. Die Unkenntnis über die Vorgehensweise bei Audits und die Angst eigene Schwächen zu offenbaren, führen dazu, daß notwendige reviews und damit die Chance für Verbesserungsmaßnahmen unterbleiben bzw. alle dahingehenden Aktivitäten von vornherein abgeblockt werden. Verbesserungsvorschläge, sollten sie nicht aus den eigenen Reihen stammen, werden als Bevormundung, unqualifizierte Einmischung oder als Versuch in andere Abteilungen hinein zu regieren, mißverstanden.

Element 18: Schulungen

Die Durchführung von Mitarbeiterschulungen ist die grundlegende Voraussetzungen dafür, daß die notwendigen (Mindest-)Qualifikationen für qualitätsrelevante Tätigkeiten geschaffen und aufrecht erhalten werden können. Die Vermittlung der notwendigen Kenntnisse und die Inhalte der Schulungsmaßnahmen orientieren sich an den spezifischen Stellen- und Arbeitsplatzbeschreibungen. Der Schulungsbedarf muß regelmäßig ermittelt und durchgeführte Schulungen in geeigneter Weise nachgewiesen werden. Mitarbeiter die eine spezielle Ausbildung oder formelle Qualifikation benötigen, werden innerhalb oder außerhalb des Unternehmens fortgebildet.

Maßnahmen:

- Ermittlung des Schulungsbedarfs
- Festlegung von Verfahrensanweisungen für Aus- und Weiterbildungen
- Stellen- und Arbeitsplatzbeschreibungen zur Definition von Mindestqualifikationen
- Dokumentation von durchgeführten Schulungsmaßnahmen

Methoden:

- Anforderungsprofile
- Aufgaben- und Stellenbeschreibungen
- Schulungspläne und Schulungsunterlagen
- Aus- und Weiterbildungsvorschriften

Typische Schwachstellen im Krankenhaus

Viele Krankenhäuser verzichten unter Kostenaspekten auf interne und externe Fortbildungsmaßnahmen für ihre Mitarbeiter. Innerbetriebliche Fortbildungen (Rückenschule, Kinästhetik, Reanimationskurse, Arbeitskreise) haben in der Regel Alibicharakter, so daß notwendige Aus- und Fortbildungsmaßnahmen nahezu einzig und allein auf Eigeninitiativen beruhen und zudem durch die Mitarbeiter selbst finanziert werden müssen. Eine Dokumentation über die Teilnahme an solchen Veranstaltungen (Personalakte) findet dabei ebenso wenig statt, wie die Ermittlung eines entsprechenden Schulungsbedarfs anhand von definierten Qualifikationskriterien.

Element 19: Wartung

Der Aspekt von Wartung und Kundendienst spielt im Krankenhaus nur dann eine Rolle, wenn er ein Bestandteil von vertraglichen Vereinbarungen mit den Patienten bzw. Kunden darstellt und die Funktionsfähigkeit von Produkten und Dienstleistungen davon abhängig ist. Entsprechende Verfahrensanweisungen informieren dabei über die Produktnutzung durch den Kunden, über die Art und Weise von Rückmeldungen und über die Vorgehensweise bei Kundenreklamationen. Ein typisches Beispiel ist ein Recall-System für Patienten.

Maßnahmen:

- Festlegung von Verfahren zur Durchführung vertraglich vereinbarter Wartungen / Kundendienste
- Prüfung der Wirksamkeit von Wartung und Kundendienst unter Zugrundelegens vertraglicher Kundenforderungen
- Dokumentation der Ergebnisse

Methoden:

- Recall-Pläne
- Reklamationslisten
- Technische Spezifikationen (Gerätepaß)
- Wartungspläne

Element 20: Statistische Methoden

Der Einsatz statistischer Methoden zur Ermittlung, Überwachung und Prüfung der Prozeßfähigkeit und von Produkt- bzw. Dienstleistungsmerkmalen wird durch den Bedarf der jeweiligen Organisation bestimmt. Voraussetzung für den Einsatz statistischer Verfahren ist zum einen die Einhaltung der geltenden Normen, zum anderen die vorherige schriftliche Festlegung von Prüfmerkmalen, Prüfmethoden und der Anwendungs- und

Darstellungsmethoden. Darüber hinaus müssen Regelungen für den Fall von Qualitätsabweichungen getroffen werden.

Maßnahmen:

- Feststellung des Bedarfs an statistischen Methoden
- Einsatz statistischer Verfahren unter Berücksichtigung der geltenden Normen
- Schriftliche Festlegung von Prüfmerkmalen, Prüf- und Anwendungsmethoden
- Definition und Festlegung von Vorgehensweisen bei Qualitätsabweichungen.

Methoden:

- Varianzanalysen (Feststellung von relevanten Einflußgrößen)
- Regressionsanalysen (Feststellung von Abhängigkeiten zwischen verschiedenen Größen)
- ABC- oder Paretoanalysen
- Fehlersammellisten
- Risikoanalysen

Element : Produktsicherheit (nach DIN EN ISO 9004)

Schadensfälle, Haftungsfälle oder gar Rückrufaktionen verdeutlichen in besonderer Weise die Notwendigkeit den Aspekt der Produktsicherheit mit in das Qualitätsmanagementsystem miteinzubeziehen. Dies erfordert die Entwicklung spezifischer Dokumentationssysteme, die Umsetzung von Spezifikationen als auch die Ermittlung und Bearbeitung entsprechender Sicherheitsnormen (z.B. Medizinproduktegesetz - MPG).

Maßnahmen:

- Bekanntmachung von Sicherheitsnormen
- Festlegung und Umsetzung von Spezifikationen
- Durchführung von Sicherheitsbewertungen
- Erstellen von Notfallplänen und Warnhinweisen
- Erstellen von Verfahrensanweisungen zur Rückverfolgbarkeit und für Rückrufaktionen

Methoden:

- Sicherheitsanalysen und -bewertungen
- FMEA
- Ishikawa
- Störfallanalyse
- Rückrufmethode
- Notfallplanung
- Ausfalleffektanalyse
- Datenerfassung
- Selbstprüfung

Resümee

Im Gesundheitswesen hat Qualitätssicherung, insbesondere in den letzten Jahren, durch Gesundheitsreform und Gesundheitsstrukturgesetze einen deutlich höheren Stellenwert erfahren. Die absehbare Einführung eines offenen Wettbewerbs unter den Krankenhäusern zwingt diese, darauf zu reagieren. Die Darstellung der eigenen Fähigkeiten nach außen und der Zwang zu transparentem, nachvollziehbarem Handeln wird für einige Häuser geradezu überlebenswichtig.

Die Angst einiger Spötter vor industriellen Verhältnissen, bei denen angeblich Humanität und Fürsorge auf der Strecke bleiben, ist, wie dies einige bereits zertifizierte Krankenhäuser beweisen, absolut unbegründet. Diese Krankenhäuser haben sich mit Weitblick und Verantwortungsbewußtsein für die Zukunftssicherung ein Qualitätsmanagementsystem erarbeitet. Sie werden die Vorteile der notwendigen Veränderungen nutzen und die Maßstäbe aktiv setzen. Sie haben Projekterfahrung gesammelt und mit ihren Mitarbeiter das Krankenhaus maßgeschneidert weiterentwickelt. Sie sind auf die Zukunft optimal vorbereitet.

Strategisches Aussitzen mag zwar vordergründig Kosten sparen, verhindert aber, notwendige Veränderungsprozesse aktiv mitgestalten zu können Kontinuität in vielen Abläufen ist wichtig, weil sie Vertrauen und Verläßlichkeit garantiert. Ebenso wichtig ist aber auch der Wille zu Veränderungen.

Die erfolgreiche Umsetzung neuer (Qualitäts-)Managementmethoden darf jedoch nicht an der reinen Veränderung der Krankenhausstruktur haltmachen. Zunehmende Koordination, offene Schnittstellen, strukturelle Änderungen sowie vielfältige Beziehungs- und Vertragsformen müssen zu einer Reorganisation der Krankenhausführung und zu einem Wandel von Einstellung- Denk- und Verhaltensweisen aller Betriebsangehörigen führen. Nur durch Kreativität und Innovation wird es möglich sein, den Turbulenzen des Gesundheitssystems erfolgreich begegnen zu können, und die anstehenden Veränderungen zu einem Gesamtoptimum zu führen.

Das Management muß die Fähigkeit besitzen neue Visionen zu entwickeln und diese verständlich zu machen und vor allem auch vorzuleben. Führen durch Führungsverzicht, die Bereitschaft Führungsverantwortung über das eigene Unternehmen hinaus zu übernehmen und die Fähigkeit Konflikte im Sinne des „wir-Prinzips", d.h. im Hinblick auf gemeinsame Ziele zu bewältigen, müssen grundlegende Managementtugenden werden. Für die Mitarbeiter bedeutet dies ein lebenslanges Lernen, die Entscheidung in Teams, eine Stärkung der Solidarität und unter Umständen die Neudefinition der eigenen Karriere.

Der beständige Wandel stellt jedoch nicht nur eine Herausforderung für die Krankenhäuser dar, sondern er bietet gleichzeitig Raum für die Erprobung der eigenen Flexibilität und Kreativität.

Anhang

Definitionen qualitätsbezogener Begriffe (nach DIN EN ISO 8402)

Qualität:
Gesamtheit von Merkmalen (und Merkmalswerten) einer Einheit bezüglich ihrer Eignung, festgelegt und vorausgesetzte Erfordernisse zu erfüllen.

Zuverlässigkeit:
Zusammenfassender Ausdruck zur Beschreibung der Verfügbarkeit und ihrer Einflußfaktoren: Funktionsfähigkeit, Instandhaltbarkeit und Instandhaltungsbereitschaft

Konformität:
Erfüllung festgelegter Forderungen

Fehler:
Nichterfüllen einer festgelegten Forderung

Mangel:
Nichterfüllen einer Forderung oder einer angemessenen Erwartung bezüglich der beabsichtigten Anwendung, eingeschlossen solche, welche die Sicherheit betreffen

Qualitätsfähigkeit:
Eignung einer Organisation oder ihrer Elemente zur Realisierung einer Einheit, die Qualitätsforderungen an diese Einheit zu erfüllen

Verifizierung:
Bestätigen aufgrund einer Untersuchung und durch Bereitstellung eines Nachweises, daß festgelegte Forderungen erfüllt worden sind

Validierung:
Bestätigen aufgrund einer Untersuchung und durch Bereitstellung eines Nachweises, daß die besonderen Forderungen für einen speziellen beabsichtigten Gebrauch erfüllt worden sind (medizinische Gesundheitsversorgung).

Qualitätspolitik:
Umfassende Absichten und Zielsetzungen einer Organisation zur Qualität, wie sie durch die oberste Leitung formell ausgedrückt werden

Qualitätsmanagement:
Alle Tätigkeiten des Gesamtmanagements, die im Rahmen des QM-Systems die Qualitätspolitik, die Ziele und Verantwortungen festlegen sowie diese durch Mittel wie Qualitätsplanung, Qualitätslenkung, Qualitätssicherung, und Qualitätsverbesserung verwirklichen.

QM-Bewertung:
Formelle Bewertung des Standes und der Angemessenheit des QM-Systems in bezug auf Qualitätspolitik und die Qualitätsziele durch die oberste Leitung

Qualitätsmanagementhandbuch:
Dokument, in dem die Qualitätspolitik festgelegt und das QM-System einer Organisation beschrieben ist.

Qualitätsmanagementplan:
Dokument, in dem die spezifischen qualitätsbezogenen Arbeitsweisen und Hilfsmittel sowie der Ablauf der Tätigkeiten im Hinblick auf ein einzelnes Produkt, ein einzelnes Projekt oder einen einzelnen Vertrag dargelegt sind

Aufzeichnung:
Dokument, das einen Nachweis über eine ausgeführte Tätigkeit oder über erzielte Ergebnisse liefert

Rückverfolgbarkeit:
Vermögen, den Werdegang, die Verwendung oder den Ort einer Einheit anhand aufgezeichneter Kennzeichnung verfolgen zu können

Qualitätsbezogene Kosten:
Kosten, die durch das Sicherstellen zufriedenstellender Qualität und durch das Schaffen von Vertrauen, daß die Qualitätsforderungen erfüllt werden, entstehen, sowie Verluste infolge des Nichtereichens zufriedenstellender Qualität

Qualitätsaudit:
Systematische und unabhängige Untersuchung, um festzustellen, ob die qualitätsbezogenen Tätigkeiten und damit zusammenhängende Ergebnisse den geplanten Anordnungen entsprechen, und ob diese Anordnungen tatsächlich verwirklicht und geeignet sind, die Ziele zu erreichen.

Stellenbeschreibungen

Qualitätssicherungsbeauftragter

Zweck der Position

- Vertretung des Geschäftsführers / der Krankenhausleitung in allen Qualitätsbelangen gegenüber anderen Bereichsleitern (Chefärzten).
- Koordination aller Aktivitäten zur Qualitätssicherung , Beratung und Unterstützung der Krankenhausleitung , Planung und Überwachung von Qualitätsaudits.
- Ständiges Mitglied des Qualitätskomitees der Krankenhausleitung.
- Aufrechterhaltung des Qualitätssicherungssystems entsprechend der Norm DIN EN ISO 9000.
- Implementierung strategischer Maßnahmen (Qualitätsplan) unter Einbeziehung der verschiedenen Fachbereichsleitungen.

Fachverantwortung

- Erstellung eines Qualitätsrahmenplanes für die Qualitätssicherungssysteme. Planung und Initiierung interner Qualitätsaudits, Betreuung und Ansprechpartner für externe Audits.

- Abstimmung angemessener Maßnahmen zur Fehlererkennung und Fehlervermeidung innerhalb der verschiedenen (Fach-)Abteilungen. Initiierung von Schulungs- und Trainingsmaßnahmen.
- Weitergabe von qualitätsrelevanten Informationen und Erfahrungen an betroffene Bereiche.
- Ansprechpartner für Patienten, Behörden, Verbände, Mitarbeiter auf dem Gebiet der Qualitätssicherung.

Personenbezogene Befugnisse
- Entscheidungsfindung in Konfliktsituationen, bereichsübergreifend über Aufgaben der Qualitätssicherung.
- Verantwortung für die Aktualität und die Verteilung (Änderungsdienst) der Qualitätsdokumentation (Qualitätssicherungshandbuch) gemäß den Normvorgaben.
- Bereichsübergreifende Planung, Sicherstellung und Implementierung geeigneter Maßnahmen zur Steuerung der Qualitätssicherungssysteme.
- Beratung und Unterstützung von Bereichsleitungen für kontinuierliche Qualitätsverbesserungsmaßnahmen.
- Beratung beim Aufbau von Qualitätszirkeln.

Qualitätssicherungsmanager

Zweck der Position
- Berichtswesen, Aufbewahrung von Prüfergebnissen (interne und externe Audits, Qualitätsaufzeichnungen).
- Kontinuierliche Überwachung und Koordination von Qualitätssicherungsmaßnahmen

Fachverantwortung
- Ausbildung und Freistellung von Auditoren (interne Audits) und Moderatoren
- Dokumentation von Schwachstellen und Koordination von Korrekturmaßnahmen in Verbindung mit einer periodischen Berichtsführung. Ordnungsgemäße Ablage aller Qualitätsaufzeichnungen.
- Steuerung und Optimierung vorhandener Meßmethoden und -verfahren zur Qualitätssicherung
- Ständige Verbesserung der angewandten Prüfverfahren zur Analyse und Dokumentation der Unternehmensprozesse.
- Aufstellung von Audit-Plänen, Prüfung der qualitätsrelevanten Prozesse auf ihre Eignung zur Sicherstellung der Wirksamkeit zur Qualitätssicherung.
- Aufbau eines Rahmenplanes zur Qualitätssicherung in Abstimmung mit den Fachabteilungen.
- Bewertung der Prozeßqualität und der vorhandenen Maßnahmen zur Fehlerermittlung- und vermeidung.
- Verknüpfung geeigneter betriebswirtschaftlicher, statistischer und anderer wissenschaftlicher Methoden mit in der Praxis durchgeführten Methoden zur Fehlerprävention.

Personenbezogene Befugnisse
- Gesamtprojektleiter für alle qualitätsrelevanten Unternehmensprozesse.
- Verantwortliche Leitung des Qualitätssicherungsbereichs.
- Verantwortliche Planung von System-, Verfahrens- und Produktaudits.
- Verantwortliche Leitung des Vorschlagswesens gegenüber der Krankenhausleitung

Weiterführende Literatur

Akao, Y.: Quality Function Deployment. Productivity Press, Cambridge, MA 1990

Brehme, J.: ZP-Stichwort: Outsourcing. Zeitschrift für Planung 3 (1993) 291-294

Bullinger, H.-J.; Warnecke, S. (Hrsg): Neue Organisationsformen im Unternehmen. Berlin, Springer 1995

Büchner, U.; Künzel, H.: Interne Kundenzufriedenheit messen. QZ 41 (1996) 8: 887-890

Champy, J., Hammer, M.: Business Reengineering - Die Radikalkur für das Unternehmen. Campus. New York 1994

Crostack, H-A.; Floel, J.; Freitag, M.: Maß für Motivation. QZ 42 (1997) 2 : 168-172

Curtius, B; Ertürk, Ü.: QFD-Einsatz in Deutschland, Status und Praxisbericht. QZ 39 (1994) 4 : 394-402

Däfler, M-N.: Fehlleistungsaufwendungen verdeutlichen. QZ 42 (1997) 9 : 974-977

Däuber, J.; Kohlbacher, J.: Mach's gleich richtig. QZ 42 (1997) 10 : 1100-1104

Dietz, W. (Hrsg.): Fach-Datenbank Qualitätsmanagement. UB-Media 1997

Dornach, F.; Meyer, A.: Das Deutsche Kundenbarometer. QZ 40 (1995) 12 : 1385-1390

Eversheim, W.: Qualitätsmanagement für Dienstleister, Berlin, Springer 1996

Eversheim, W. (Hrsg.): Prozeßorientierte Unternehmensorganisation. Konzepte und Methoden zur Gestaltung „schlanker" Organisationen. Berlin, Springer 1995

Enders, P.: Auch bei Medizinern muß das Kostenbewußtsein geweckt werden. ku (1997) 4 : 268-271

Faenger, E.: Wettbewerbsfähig durch interne Audits. QZ 42 (1997) 2 : 196-199

Franz, A.; Frömmel, T.: Akademisierung der Pflege an allgemeinen Krankenhäusern. In: Arnold /Paffrath (Hrsg.): Krankenhausreport 1996. G. Fischer, Ulm 1996

Flanagan, J.C.: The Critical Incident Technique. Psychological Bulletin 51 (1954) 6 : 327-358

Friege, C.: Kultur verändern. QZ 41 (1996) 6 : 647-650

Gillner, A.; Hoeth, U.; Reddemann, A.: Wettbewerbsfaktor Dienstleistungsmentalität. QZ 42 (1997) 10 : 1109-1113

Göbel, D.: Der Patient ist König. QZ 42 (1997) 6 : 687

Göbel, D.: Qualitätsstandards - Entscheidungsprozesse analysieren. Deutsches Ärzteblatt 95 (1998) 9 : B-386

Güntert, B.: Controlling Konzepte für das Krankenhausmangement. In: Haucke, E. (Hrsg.): Controlling im Krankenhaus. Überreuther, Wien. 1994

Guinta, L; Praizler, N.: The QFD Book. Amacon, New York 1993

Hammer, M.; Champy, J.: Business Reengineering. Die Radikalkur für das Unternehmen. Campus, Frankfurt 1994

Hanselmann, M.; Selm, R.: Kundenorientierung aber wie ? QZ 42 (1997) 11 : 1244-1248

Hansen, D.: Beratung in der Gruppe. QZ 41 (1996) 8: 915

Hengesbach, G.; Klinkenberg, U.: QM-System muß gelebt werden. QZ 42 (1997) 8 : 872-876

Henke, N.; Brüggemann, N.: Leistungskennziffern für Krankenhäuser. In: Arnold /Paffrath (Hrsg.): Krankenhausreport 1996. G. Fischer, Ulm 1996

Heskett, J. L.; Sasser, W. E.; Schlesinger, L. A.: The Service Profit Chain. New York, The Free Press 1997

Hoffmann, W.: Monopoly? - oder: Die unendliche Verzahnungsgeschichte. In: Arnold /Paffrath (Hrsg.): Krankenhausreport 1996. G. Fischer, Ulm 1996

Hornung, M.; Staiger, T.J.: Prozesse mitarbeitergerecht dokumentieren. QZ 41 (1996) 12 : 1374-1380

Jelastopulu, E., Kaiser, R.: Leistungs- und Wirtschaftlichkeitsvergleich der Krankenhausversorgung. In: Arnold /Paffrath (Hrsg.): Krankenhausreport 1996. G. Fischer, Ulm 1996

Jürgens, P.; Petersen, B.: Management entlang der Wertschöpfungskette. QZ 41 (1996) 12 : 1384-1389

Kapsner,T.; Lammerts, D.; Salfeld, R.: Bei Behandlungsabläufen neu ansetzen. f&w 13 (1996) 6 : 520-525

Kotter, J. P.; Heskett, J. L.: Corporate Culture and Performance. New York, The Free Press 1992

Kraft, S.; Thienel, A.: Fünf Sterne für mehr Servicequlität. QZ 42 (1997) 2 : 173-178

Lohfert, C.; Sanden, U.: Standard Operating Procedures (StOP). f&w 13 (1996) 6 : 512-518

Maslow, A.H.: Motivation und Persönlichkeit. Olten, Walter 1978

Masing, W.: Handbuch Qualitätsmanagement. 3. Aufl. Hanser, München 1994

Mengedoht, F-W.; Großmann, A.: Flexibel reagieren. QZ 42 (1997) 11 : 1240-1242

Merten, R.; Reisinger, P.: Den Wandel gestalten - die Ziele erreichen. QZ 41 (1996) 11 : 1280-1283

Meurer, U.: Krankenhausfinanzierung '97. f&w 13 (1996) 6 : 500-505

v. Niessen, A.; Redekter, G.: Sich an den Besten messen. QZ 42 (1997) 8: 880-882

Oess, A.: Total Quality Management. die ganzheitliche Qualitätsstrategie. Gabler, Wiesbaden 1991

Orban, B.; Schlechtriem, C.: Steigerung der Wirtschaftlichkeit im Krankenhaus. In: Raem, A.M., Schlieper, P. (Hrsg.): Der Arzt als Manager. Urban und Schwarzenberg, München; 103-124

Pfeifer, T.: Qualitätsmanagement, Hanser, München 1993

Reibnitz, v. C.: Veränderte Umfeldbedingungen erfordern strategische Planung. f&w 13 (1996) 6 : 544-549

Reister, M.: Statistische Krankenhausdaten. In: Arnold /Paffrath (Hrsg.): Krankenhausreport 1996. G. Fischer, Ulm 1996

Rosenbusch, T.: Umstrukturierung - nicht ohne Mitarbeiter. QZ 41 (1996) 8 : 884

Siebert, G., Kempf, S.: Mit Benchmarking die Prozesse optimieren. QZ 43 (1998) 8: 935-938

Seghezzi, H. D.; Dahlem, S.: Schritt für Schritt zu TQM. QZ 42 (1997) 5 : 553-556

Seitz, K.: Die japanisch-amerikanische Herausforderung - kämpfen um das Überleben. Bonn aktuell. 4. Aufl. München 1992

Sheridan, B. M.: Policy Deployment. ASQC Quality Press, Milwaukee 1993

Weber, U.: Implementieren statistischer Verfahren für das Qualitätsmanagement im Dienstleistungsbereich. Studierarbeit TU Darmstadt, 1996

Wilhelm, H.: Engagierte Mitarbeiter sind Gold wert. QZ 42 (1997) 9 : 948-950

Zink, K. J.: TQM als integratives Managementkonzept. Hanser, München 1995